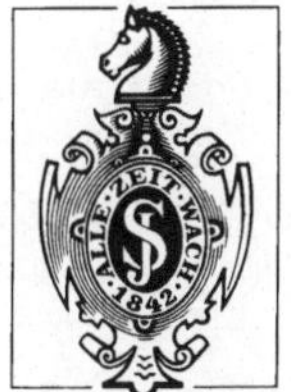

Xaver Baur

Asthma, Alveolitis, Aspergillose

Charakterisierung ursächlicher Antigene

Unter Mitarbeit von
Mahmoud Dewair, Elvira Dexheimer, Gertraud Mazur
Hugo Prelicz, Claus Vogelmeier

Mit 53 Abbildungen und 18 Tabellen

Springer-Verlag Berlin Heidelberg New York
London Paris Tokyo

Priv.-Doz. Dr. Xaver Baur
Abteilung für Pneumologie,
Medizinische Klinik I, Klinikum Großhadern,
Ludwig-Maximilians-Universität München,
Marchioninistraße 15, 8000 München 70

Abbildung auf dem Umschlag:

Ausschnitt aus der 3-dimensionalen Kristallstruktur des Chironomidenhämoglobins CTT III bei 1,4 Å Auflösung (Steigemann u. Weber; J.Mol. Biol. 127, 309, 1979) im Bereich der antigenen Region CTT IV 91–101. Die Alpha-Helices (nur Cα-Atome) und die Hämgruppe sind rot dargestellt, die antigene Region gelb. In diesem Bereich wird die Raumfüllung der einzelnen Aminosäuren (van der Waals) durch blaue Punkte dargestellt. Man erkennt, daß dieser Molekülabschnitt an der Oberfläche gelegen ist und seine Aminosäureseitenketten nach außen exponiert sind. In der Kristallstruktur sind aufgrund der Hydrophilizität in dieser Region Kontakte zu Wassermolekülen und Seitenketten von benachbarten Proteinen (hellblaue Molekülfragmente) möglich. (Die Darstellung der Struktur erfolgte am Max-Planck-Institut für Biochemie mit Hilfe des 3-d Vektordisplays PS330 (Evans & Sutherland) und des Programms FRODO (T.A.Jones, J.Appl. Cryst. 11, 268, 1978 und J.W.Pflugrath, M.A.Saper u. F.A.Quiocho, International Summer School on Crystallographic Computing, Kyoto, Japan, 1983).

ISBN-13:978-3-642-71176-3   e-ISBN-13:978-3-642-71175-6
DOI:10.007/978-3-642-71175-6

CIP-Kurztitelaufnahme der Deutschen Bibliothek
Baur, Xaver:
Asthma, Alveolitis, Aspergillose : Charakterisierung ursächl. Antigene / Xaver Baur. Unter Mitarb. von Mahmoud Dewair ...
– Berlin ; Heidelberg ; New York ; Tokyo : Springer, 1986.

Satz-, Druck- und Bindearbeiten: Appl, Wemding
2127/3145-543210

Vorwort

Die vorliegende Schrift beinhaltet im Rahmen eines Überblicks zum Thema einen wesentlichen Teil der von unserer Arbeitsgruppe in den vergangenen Jahren erzielten Forschungsergebnisse. Ausgehend von Beobachtungen an unseren Patienten war es unser Anliegen, ursächliche Antigene in Stoffgemischen zu identifizieren und ihre strukturellen Charakteristika herauszustellen. Insbesondere interessierten hierbei jene Antigenabschnitte (Antigen-Determinanten), die von menschlichen IgE-Antikörpern erfaßt werden, also letztendlich die molekulare Basis atopischer Erkrankungen darstellen.

Es handelt sich um einen speziellen Teilaspekt der Immunologie, der zu einem besseren Verständnis der Pathophysiologie beiträgt, möglicherweise auch eines Tages neue therapeutische Ansatzpunkte eröffnet.

Eine Vielzahl wichtiger Immunreaktionen wird nicht oder nur andeutungsweise erwähnt, so die grundlegenden, komplizierten Immunvorgänge auf zellulärer Ebene. Ebenso wird die Therapie ausgeklammert und auf eine umfassende Literaturübersicht verzichtet.

Allen, die direkt oder indirekt am Gelingen dieser klinischen und experimentellen Arbeit mitgewirkt haben, gilt mein besonderer Dank.

Herrn Dr. W. Steigemann vom Max-Planck-Institut für Biochemie, Martinsried, danke ich für die Überlassung der Daten der Röntgenstrukturanalyse des Chironomiden-Hämoglobins, sowie deren graphische Darstellung.

Die Mehrzahl der dargestellten Röntgenbefunde wurde in der Klinik und Poliklinik für Radiologie (Direktor Prof. Dr. med. J. Lissner), Klinikum Großhadern der Universität München erhoben. Blutbilduntersuchungen und quantitative Bestimmungen der Immunglobuline erfolgten im Institut für Klinische Chemie (Direktor Prof. Dr. med. M. Knedel), Klinikum Großhadern der Universität München.

München, April 1986   Xaver Baur

Inhaltsverzeichnis

Abkürzungen

ABPA	Allergische bronchopulmonale Aspergillose
C.	Chironomus
CHI	Cyclohexylisocyanat
CTT I–X	Hämoglobinkomponenten I–X von Chironomus thummi
DLCO	Diffusionskapazität (Transferfaktor für CO)
HDI	Hexamethylen-Diisocyanat
HLA	Humane Leukozyten-Antigene
HPLC	Hochdruck-Flüssigkeitschromatographie
HSA	Humanes Serumalbumin
IgE-RAST	Radioallergosorbent-Test zur Bestimmung spez. IgE-Antikörper
IgG-RAST	Radioallergosorbent-Test zur Bestimmung spez. IgG-Antikörper
l	Liter
m	Meter
M	molar
mM	millimolar
MDI	Diphenylmethan-Diisocyanat
MHC	Haupt (= major)-Histokompatibilitätskomplex
MMI	Diphenylmethan-(Mono)isocyanat
MW	Molekulargewicht in Daltons
n. d.	nicht durchgeführt
OA	Ovalbumin
paO_2	arterieller Sauerstoffpartialdruck (bestimmt im hyperämisierten Ohrläppchen)
PA-RAST	Protein A-Radioallergosorbent-Test zur Bestimmung spez. IgG-Antikörper
PI	Phenylisocyanat
ppm	parts per million
PRU	Phadebas® RAST units
Raw	Atemwegswiderstand, ganzkörperplethysmographisch bestimmt
RU	RAST units (bei IgG- und Protein A-RAST)
RV	Residualvolumen
s	Sekunde
SD	Standardabweichung

SGaw	spezifische Atemwegsconductance
TDI	Toluylen-Diisocyanat
TMI	p-Tolyl-(Mono)isocyanat
VK	Vitalkapazität
$\bar{x}$	Mittelwert

Heutiger Kenntnisstand

Genetische Grundlagen des Immunsystems des Menschen

Immun-response-Gene, die innerhalb des Haupthistokompatibilitäts-Komplexes (MHC; beim Menschen die HLA-Region) lokalisiert sind, bestimmen die individuelle Fähigkeit, Antigene zu erkennen und auf einen entsprechenden Kontakt spezifisch zu reagieren (Bach u. Rood, 1976; Schwartz, 1984).

Klasse-I-Antigene (codiert in der HLA-A, -B, -C-Region) sind aus einem 45000 Dalton Glykoprotein und beim $Beta_2$-Mikroglobulin (MW 12000 Daltons) aufgebaut. Sie werden serologisch identifiziert und finden sich auf nahezu allen Körperzellen. Sie sind das Zielobjekt der zellulär vermittelten Transplantat-Abstoßung sowie u. a. für die Restriktion der Lyse virusinfizierter Zellen verantwortlich (Schwartz, 1984). Die Klasse-II-Antigene (codiert in der HLA-D-Region), die aus zwei Glykoproteinen mit einem Molekulargewicht von 28000 bzw. 35000 Daltons bestehen, sich auf B-Zellen, aktivierten T-Zellen und Makrophagen befinden und mittels der gemischten Lymphozytenkultur nachgewiesen werden können, spielen eine wesentliche Rolle im Rahmen der Antigenpräsentation gegenüber T-Lymphozyten, außerdem auch für die Kollaboration und Regulation immunkompetenter Zellen (Werdelin, 1982; Sachs, 1984; Schwartz, 1984). Auf der Oberfläche von Antigen-präsentierenden Zellen (Makrophagen, dendritischen Zellen, Langerhans-Zellen) lokalisierte MHC-Genproduktmuster, die zumindest z.T. den Klasse-II-Antigenen zugeordnet werden können, besitzen eine essentielle Bedeutung für die Erkennung Thymus-abhängiger Antigene (Proteine, Glykoproteine), insbesondere für das Zusammenwirken von Makrophagen und T-Zellen, sowie T- und B-Zellen.

Regulatorische Störungen der Immune-response-Gene stellen wahrscheinlich die Ursache einer Reihe von (Auto-)Immunerkrankungen dar, die mit bestimmten Varianten der HLA-Loci assoziiert sind, z. B. Multiple Sklerose, Myasthenia gravis, Typ-I-Diabetes, Morbus Bechterew.

Immunglobulinmoleküle setzen sich aus Produkten von drei, voneinander unabhängigen, auf verschiedenen Chromosomen lokalisierten Genfamilien zusammen. Verschiedene H(heavy)-Gene enthalten den Code für die schweren Ketten, Lambda- und Kappa-Gene jene für die leichten Ketten. Die Neukombination (shuffling) von einigen Hundert linearen Keimzellgenen, und zwar von ca. zweimal 500 V-, zweimal zehn J-, zweimal zehn D- und ca. elf C-Genen (s. u.), ermöglicht eine nahezu unbegrenzte Vielfalt der Antikörperspezifität (rechnerisch etwa 18 Mrd.; Dreyer u. Bennett, 1965; Seidman et al., 1979; Korsmeyer u. Wildman, 1982; Leder, 1982). Die große strukturelle Variabilität v. a. bestimmter Immunglobulinabschnitte (hypervariable Regionen innerhalb der Antigen-bindenden Bereiche) geht auch auf eine besondere Flexibilität mit Überschneidungen der einzelnen Gene bei der Rekombination zurück. Die genetische Information für die Immunglobuline ist also nicht – wie früher angenommen – in einer kontinuierlichen Sequenz der DNS angeordnet, vielmehr sind einzelne Abschnitte der Immunglobuline auf verschiedene Chromosomenregionen verteilt. Im Laufe der Proliferation der Prä-B-Zellen erfolgt zunächst ein Rearrangement bestimmter Immunglobulingene, dann die Transkription der m-RNS, schließlich durch RNS-Splitting die Entfernung nicht benötigter, zwischengeschalteter Sequenzen. Durch die somatische Rekombination unter Auslassung der nicht zu codierenden Zwischenabschnitte entsteht eine kohärente m-RNS; der genetische Code für eine leichte oder schwere Kette eines Immunglobulins liegt nun zusammenhängend vor, und zwar in der Reihenfolge L(leader)-Gen, V(variable region)-Gen, D(diversity)-Gen (nur bei schweren Ketten vorhanden), J(joining)-Gen und C(constante region)-Gen. Nach erfolgter Synthese des Immunglobulins wird während der Passage der Zellmembran das Leader-Peptid abgespalten (Leder, 1982).

Struktur und Funktion der Immunglobuline

Immunglobuline sind aus zwei identischen schweren und zwei identischen leichten Polypeptid-Ketten, welche durch Disulfidbrücken verbunden werden, aufgebaut. Jede Kette besteht aus einer Klon-spezifischen variablen (V-)Region (110 Aminosäuren) und einem konstanten Abschnitt (Abb. 1). Die Ketten weisen eine Faltung auf, so daß sog. Domänen entstehen. Hypervariable Bezirke innerhalb der variablen Regionen, die gehäuft die Aminosäuren Tyrosin und Lysin enthalten, nähern sich infolge der Faltung und bilden eine 3-dimensional angeordnete Antigen-bindende Struktureinheit, welche eine Art Tasche mit einem Oberflächendurchmesser von ca. 30 Å darstellt. Diese verhält sich komplementär gegenüber einer Antigen-Determinanten eines bestimmten Antigens.

Wie im vorhergehenden Kapitel dargestellt, ist die Vielfalt der Antigen-bindenden Regionen der Immunglobuline im wesentlichen auf die große Anzahl von Kombinationsmöglichkeiten der Immunglobulin-Gene zurückzuführen, insbesondere der V-Gene, von denen mehrere Hundert mit unterschiedlicher Struktur existieren.

Die Zusammensetzung der konstanten Region innerhalb der schweren Ketten bestimmt die Zugehörigkeit zu einer der vier Immunglobulinklassen, die immunologische Funktion und den Wirkungsort. Handelt es sich um eine Epsilon-Kette, wird das dadurch gebildete Immunglobulin (IgE) an Rezeptoren der Mastzellen und basophilen Granulozyten gebunden. Liegt eine Gamma-Kette vor, zirkuliert

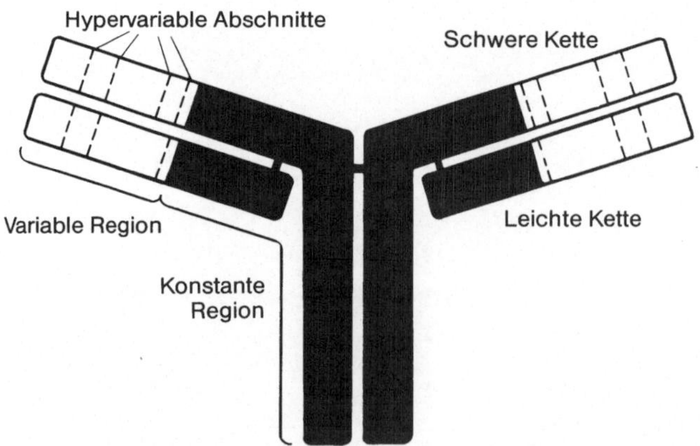

Abb. 1. Schematische Darstellung eines Immunglobulin-Moleküls mit den hypervariablen Abschnitten der schweren und leichten Ketten

das Immunglobulin (IgG) im Blut und kann das Komplementsystem aktivieren. Im Falle einer Delta-Kette verbleibt das Produkt (IgD) auf der Oberfläche der synthetisierenden Zelle. Erfolgt der Einbau von Alpha-Ketten und eines sog. Secretory piece, übt der Antikörper (IgA) seine Funktion vorwiegend in Körpersekreten aus. Falls eine My-Kette zugrunde liegt, wird das gebildete Immunglobulin (IgM) besonders früh nach Antigenkontakt im Blut auftauchen und die Fähigkeit zur Komplementaktivierung besitzen.

Ein bestimmter Klon von Plasmazellen synthetisiert nur Antikörper mit identischer V-Region, d.h. gleicher Spezifität; diese können jedoch verschiedenen Immunglobulinklassen angehören. Initial werden im allgemeinen gleichzeitig IgM- und IgD-Antikörper gebildet. Später kann eine Differenzierung zu einer IgG-, IgA- oder IgE-produzierenden Zelle erfolgen (sog. class-shifting).

Nach neueren Experimenten an Mäusen und Ratten steht die Regulation der IgE-Antikörper-Antwort unter dem Einfluß klassenspezifischer IgE-Helfer- und Suppressor-T-Zellen sowie selektiver IgE-potenzierender und IgE-supprimierender Faktoren (Ishizaka, 1983; Tada, 1984). Letztere werden von bestimmten T-Zellen (Lyt 1$^+$) nach Stimulation durch IgE-Moleküle oder durch eine Interferon-artige Substanz, welche von Makrophagen oder „antigen-primed T-cells" stammt, synthetisiert. Die Bildung dieser IgE-bindenden Faktoren ist darüber hinaus abhängig von Produkten anderer T-Zellsubpopulationen. Eine Kallikrein-artige Protease (GEF; glycosilation-enhancing factor) und Lipomodulin (GIF; glycosilation-inhibiting factor) spielen hierbei eine Rolle.

Struktur der Antigene und der Antigen-Determinanten

Antigene (Synonym: Immunogene) sind Substanzen, die eine humorale und/oder zelluläre Immunantwort hervorrufen. Als Allergene werden jene Antigene bezeichnet, die die Bildung von spezifischen IgE-Antikörpern auslösen. Antigene zeigen folgende Charakteristika: Artfremdheit, chemische Komplexizität, bestimmte Molekülgröße und eine gewisse Stabilität gegenüber physiko-chemischer Denaturation. Klinische Bedeutung besitzen Proteine, Glykoproteine und Polysaccharide. Allergene weisen nahezu ausschließlich eine Proteinstruktur auf. Ihr Molekulargewicht liegt im allgemeinen zwischen 5000 und 40000 Daltons.

In die Antigen-Antikörper-Reaktion sind nur kleine Abschnitte des Antigenmoleküls eingebunden, die sog. Antigen-Determinanten. Sie beinhalten jeweils 4–7 Aminosäurereste oder Zuckerreste. Allerdings können Molekülabschnitte außerhalb des direkt in die Bindung mit dem Antikörper einbezogenen Bereichs die Konformation der Determinanten und damit ihre Reaktion mit dem Antikörper beeinflussen (sog. komplexe oder long range Einflüsse). Man unterscheidet lineare (= kontinuierliche oder sequentielle) Antigen-Determinanten, die durch kettenartig hintereinander angeordnete Aminosäure- oder Zuckerreste dargestellt werden, von nicht-kontinuierlichen (= konformierenden oder topographischen). Letztere entstehen durch räumliche Faltung des Moleküls, wodurch die in die Antikörper-Bindung involvierten, nicht-linear angeordneten Komponenten eng benachbart werden. Die meisten linearen Determinanten werden offensichtlich von oberflächlich gelegenen exponierten Schleifen der Moleküle gebildet, die eine hohe segmentale Mobilität besitzen (Wiley et al., 1981; Colman et al., 1983; Westhof et al., 1984).

Für Antigen-Determinanten von Proteinen haben wahrscheinlich polare Regionen besondere Bedeutung. Hierfür sprechen immunologische Untersuchungen von fragmentierten Antigenen und synthetischen Peptiden.

Die Antigen-Antikörper-Bindung beruht auf elektrostatischen Potentialen, Wasserstoffbrückenbindungen, hydrophoben Wechselwirkungen und Van der Waals'schen Kräften, die zwischen der Antigen-Determinante und der hierzu komplementär in 3-dimensionaler Struktur angeordneten Antigen-bindenden Stelle des Immunglobulins auftreten.

Den ca. 10^{16} differierenden, in der Natur vorkommenden Antigenstrukturen hat ein Individuum „nur" einige Millionen unterschiedliche Antikörper gegenüberzustellen. Dennoch reichen diese zum Schutz vor der Vielzahl der Fremdantigene aus. Dies wird dadurch ermöglicht, daß die einzelnen Antikörper jeweils mehrere ähnliche Antigenstrukturen erkennen können und daß infolge einer klonalen Selektion nach Antigenkontakt besonders spezifisch bindende Immunglobuline bevorzugt gebildet werden.

Interaktionen zwischen Antigen-präsentierenden Zellen, T- und B-Zellen

Ein Antigen wird von Makrophagen oder anderen Antigen-präsentierenden Zellen (dendritische Zellen, Langerhans-Zellen) aufgenommen, zumindest z. T. modifiziert und unter Beteiligung von MHC-codierten Zellinteraktionsmolekülen wahrscheinlich in Form einer komplexen Antigen-Determinante (Epitop des Antigens plus Histotop eines eigenen Klasse-II-Antigens) an T-Zellen präsentiert (Abb. 2). T-Zellen, welche hierfür spezielle Rezeptoren besitzen (Paul, 1984), entwickeln sich nun zu sog. T-Helfer-Zellen. Die Induktion der Immunantwort setzt das Vorhandensein passender Interaktionsmoleküle der kollaborierenden Zellen voraus (sog. MHC-Restriktion; Schwartz, 1984). Zusätzlich binden Immunglobuline auf der Oberfläche von Prä-B-Zellen das Antigen. Dies ist in Zusammenwirkung mit nicht-antigenspezifischen immunregulatorischen Mediatoren (Interleukine u. a.) für die Prä-B-Zellen ein Signal zur Proliferation und Weiterentwicklung zum reifen B-Lymphozyten und zu einem Plasmazell-Klon, der gegen das betreffende Antigen gerichtete Antikörper verschiedener Immunglobulinklassen, jedoch identischer V-Regionen synthetisiert. Handelt es sich um ein Thymus-abhängiges Antigen, ist für die B-Zellreifung der direkte Kontakt mit der aktivierten Helfer-T-Zelle erforderlich (Stobo, 1982).

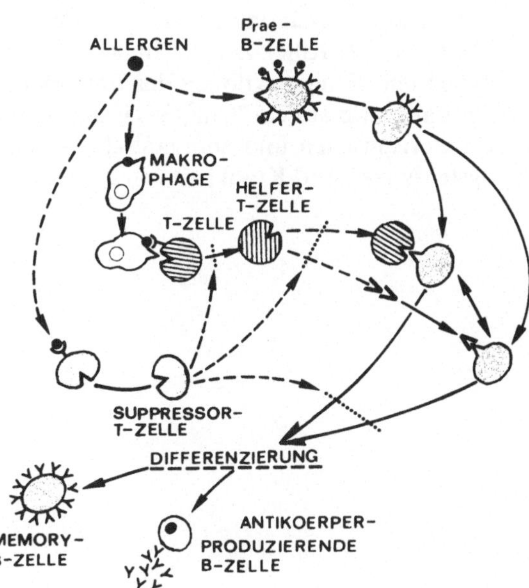

Abb. 2. Interaktion zwischen immunkompetenten Zellen mit nachfolgender Synthese Antigen-spezifischer Antikörper

Ohne Mitwirkung eines Zellinteraktionsmoleküls wird das Antigen von Suppressor-T-Zellen gebunden. Dadurch kommt es zu einer Aktivierung derselben und zu einer Beeinflussung verschiedener Zellfunktionen, beispielsweise zu einer Hemmung der Helfer-T-Zellen, zu einer Blockierung der Interaktion zwischen T- und B-Zellen und zu einer direkten Inhibierung der B-Zelldifferenzierung. Die Zufuhr hoher Antigenmengen führt zu einer vermehrten Aktivierung von Suppressor-T-Zellen. Dies wird klinisch im Rahmen der Hyposensibilisierungsbehandlung angestrebt. Eine verminderte Suppressor-T-Zellaktivität konnte tierexperimentell u.a. durch eine niedrig dosierte Ganzkörperbestrahlung und Cyclophosphamid erzielt werden (Katz, 1982). Sie begünstigte die Entstehung IgE-vermittelter und autoimmunologischer Erkrankungen.

Die direkten Interaktionen zwischen Antigen-präsentierenden Zellen, T- und B-Zellen, werden kompliziert durch wechselseitige stimulierende und inhibierende Einflüsse. Sie erfolgen durch verschiedene Mediatoren, ferner durch Anti-Idiotyp-Antikörper (gegen die Antigen-bindenden Regionen der Immunglobuline und gegen zelluläre Antigenrezeptoren gerichtete Antikörper) und Anti-Anti-Idiotyp-Antikörper (Stobo, 1982).

Man muß annehmen, daß eine Reihe verschiedener MHC-codierter Zellinteraktionsmoleküle sowie eine Vielzahl Antigen-bindender Regionen der Immunglobuline (Idiotypen) vorbestehen. Letztere bilden sich während der frühen ontogenetischen Reifung des Immunsystems. Ein bestimmtes Antigen reagiert mit jenen T-Zellen und jenen Idiotypen, die die passendste Bindungsstelle besitzen. Non-responder unterscheiden sich von Respondern z.T. dadurch, daß sie für das betreffende Antigen keine geeigneten Bindungsstellen aufweisen.

Die Effektormechanismen des Immunsystems umfassen neben Antikörpern verschiedener Immunglobulinklassen (Typ I–III der Allergiereaktionen nach der Einteilung von Coombs und Gell, 1975) die Bildung von Effektor-T-Lymphozyten, die die allergische Spätreaktion (Typ IV) vermitteln bzw. die Transplantat-Abstoßung und Elimination von Virus-infizierten Zellen bewirken (zytotoxische T-Lymphozyten oder Killer-Zellen). In besonderer Weise manifestieren sich die einzelnen Typen und Folgereaktionen der Immunantworten im Bereich der Atemwege und der Lunge, wo auf ca. 70 m^2 Gasaustauschfläche ein intensiver Kontakt mit zahlreichen organischen und anorganischen Fremdstoffen einschließlich verschiedenartigster Noxen und Krankheitserregern stattfindet.

Pathogenese exogen-allergischer Erkrankungen der Lunge und der tieferen Atemwege

Auch unter immunologischen Gesichtspunkten stellt die Lunge ein aktives und bedeutsames Organ dar. Zum einen ist dies durch den permanenten und intensiven Kontakt mit zahlreichen aerogenen Fremdsubstanzen bedingt; zum anderen besitzt das Immunsystem im Bereich des respiratorischen Systems potente Effektormechanismen. Allen vier Allergietypen nach der Einteilung von Coombs und Gell (1975) können schwerwiegende, z. T. mit hoher Inzidenz einhergehende bronchopulmonale Erkrankungen zugeordnet werden; beispielhaft sollen genannt werden: allergisches Asthma bronchiale (Typ I), Goodpasture-Syndrom (Typ II), exogen-allergische Alveolitis (Typ III) und granulomatöse Veränderungen bei Sarkoidose, Berylliose, Tuberkulose u. a. (Typ IV).

Die Pathogenese einer Reihe von bronchopulmonalen Krankheitsbildern schließt mehrere Allergietypen ein. So finden sich bei der exogen-allergischen Alveolitis neben komplementaktivierenden IgG-Antikörpern Zeichen einer zellulär vermittelten Sensibilisierung. Das komplexe Krankheitsbild der allergischen bronchopulmonalen Aspergillose kommt offensichtlich durch die Beteiligung von Typ-I-, -III- und gleichzeitig -IV-Hypersensitivität zustande.

Im folgenden soll der heutige Kenntnisstand über die Immunpathogenese der häufigen, durch inhalative Antigene ausgelösten Erkrankungen an Alveolitis und Asthma dargestellt und ihm sodann neue eigene Erkenntnisse hinzugefügt werden.

Exogen-allergische Alveolitis

Exogen-allergische Alveolitiden (Synonym in den USA: Hypersensitivitätspneumonitiden) sind gekennzeichnet durch hyperergisch bedingte Veränderungen im alveolo-kapillären Bereich, in den terminalen Bronchiolen und im peribronchialen Interstitium. Die ursächlichen Antigene stellen alveolengängige Substanzen (Durchmesser im allgemeinen < 5 μm) bestimmter Bakterien, der Exkremente bzw. Absonderungen von Vögeln und von Schimmelpilzen dar (Pepys, 1973; Fruhmann, 1976; Schatz et al., 1977; Roberts u. Moore, 1977; Karr et al., 1978a; Salvaggio u. Karr, 1979; Baur et al., 1980; Fruhmann et al., 1980; de Haller, 1981; Ferlinz, 1982; Matthys, 1982; Sennekamp, 1984).

Mindestens zwei Immunmechanismen sind an der Pathogenese der exogen-allergischen Alveolitis beteiligt. Die Typ-III-Reaktion zeigt sich in
a) dem Nachweis von humoralen Antikörpern (vorwiegend der IgG-Klasse), die

mit den krankheitsauslösenden Antigenen Immunkomplexe bilden und zu einer
Aktivierung des Komplementsystems über den direkten Weg führen;

b) typischen pulmonalen und systemischen Symptomen und Funktionsstörungen,
die auf die Freisetzung von chemotaktischen Faktoren und von bestimmten Mediatoren des Immunsystems zurückzuführen sind;

c) der mehrstündigen Latenzzeit zwischen Antigenkontakt und dem Auftreten dieser Veränderungen;

d) histologischen Befunden von Lungenbioptaten und Hautbiopsien nach Intrakutantestung, welche im Frühstadium eine Vaskulitis, granulozytäre Infiltration
und die Ablagerung vom Antigen, Komplement C3, Immunglobulinen und
Fibrin zeigen. In der routinemäßigen Lungenbiopsie kommt diese kurzzeitige
frühe Phase nur selten zur Darstellung (Fink, 1984).

Die in einem späteren Stadium im histologischen Bild nachweisbare mononu-
kleäre Infiltration und Granulombildung weist ebenso wie der aus Lymphozyten
der bronchoalveolaren Spülflüssigkeit sensibilisierter Personen isolierbare Makro-
phagenhemmfaktor auf die zusätzliche Beteiligung einer Typ-IV-Immunreaktion
hin. Die Annahme wird erhärtet durch die Antigen-spezifische Transformation von
Lymphozyten und die Antigen-induzierte Aktivierung von Makrophagen erkrankter Individuen (Roberts u. Moore, 1977; Schatz et al., 1977; Salvaggio u. Karr,
1979). Experimentell gelang es, durch passive Übertragung von Lymphknotenzel-
len (nicht jedoch von Serum) sensibilisierter Tiere und anschließende Antigen-Ex-
position Alveolitis-typische Lungenveränderungen hervorzurufen (Bice et al.,
1976).

Eine wichtige Rolle in der Immunpathogenese der allergischen Alveolitis neh-
men offensichtlich lokale zelluläre und auch unspezifische Reaktionen ein; hierfür
spricht u. a. die Erhöhung des Lymphozytenanteils und der Konzentration der Immunglobuline G und M in der bronchoalveolären Lavage. Darüber hinaus ist bekannt, daß bestimmte, in den inhalierten organischen Staubgemischen enthaltene
Bestandteile am Depositionsort über den alternativen Weg das Komplementsystem
direkt aktivieren können (Berrens et al., 1974; Edwards et al., 1974; Marx u. Flaherty, 1976). Die Spaltprodukte des Komplements bewirken über eine Erhöhung der
Gefäßpermeabilität den Austritt von Serumproteinen in das Interstitium und in die
Alveolen, ferner infolge chemotaktischer Wirkungen das Einwandern polymorphkerniger Granulozyten in das Gewebe.

Durch die Bildung von Immunkomplexen kommt es zu einer weiteren Steigerung des Komplementverbrauchs und damit zu einer Aktivierung von Alveolarmakrophagen mit Freisetzung lysosomaler Enzyme. Letztere sind ebenfalls in der Lage, Komplement C3 zu spalten.

Das Einwandern polymorphkerniger Granulozyten in das Lungeninterstitium,
deren Phagozytose und die Beseitigung der Immunkomplexe tragen dazu bei, das
Fortschreiten der Erkrankung zu begrenzen. Die wiederholte Deposition von Antigenen, vor allem von solchen Bestandteilen, die von lysosomalen Enzymen nicht
abgebaut werden können, begünstigt eine Typ-IV-Immunreaktion mit der Beteiligung Antigen-sensibilisierter T-Lymphozyten. Diese Ansicht wird durch die Beobachtung von stark erhöhten T-Lymphozytenzahlen, insbesondere von Helfer-T-Zellen in der bronchoalveolaren Lavage, unterstützt. Aktivierte T-Lymphozyten setzen
Lymphokine frei, die wiederum auf die Alveolarmakrophagen stimulierend wirken.

Über die Akkumulierung mononukleärer phagozytierender Zellen kommt es zur Bildung von nicht-verkäsenden Granulomen, die Riesenzellen enthalten und einer Fremdkörperreaktion entsprechen. Die dargestellten Immunvorgänge können eine persistierende Entzündungsreaktion unterhalten; die Freisetzung von Mediatoren (Fibrolectin, Wachstumsfaktor), beispielsweise aus aktivierten Makrophagen, ruft eine vermehrte Fibroblastentätigkeit hervor, die schließlich zu einer zunehmenden Kollagenfaserbildung und einem fibrotischen Umbau der Lunge führen kann.

Asthma bronchiale

Das Asthma bronchiale ist eine zur Chronizität neigende Erkrankung, die auf einer erhöhten Irritabilität des Bronchialsystems gegenüber immunologischen, physikalischen, chemischen und/oder pharmakologischen Stimuli beruht und durch eine rezidivierende, mehr oder weniger generalisierte, grundsätzlich reversible Atemwegsobstruktion gekennzeichnet ist. Neuere lungenfunktionsanalytische Verfahren bestätigen die Beteiligung sowohl der kleinen (small airways) als auch der mittleren und größeren Bronchien. Von Fall zu Fall können graduelle Unterschiede bestehen. Der mit dem Gefühl der Dyspnoe einhergehenden Atemwegsobstruktion liegt die Trias Kontraktion der glatten Bronchialmuskulatur, Hyper- und Dyskrinie, sowie Ödem der Mucosa zugrunde. Aufgrund unterschiedlicher Ätiologie und Pathophysiologie kann das allergische vom nicht-allergischen Asthma unterschieden werden.

Allergisches Asthma bronchiale: Subepithelial und intraluminal gelegene Mastzellen besitzen auf ihrer Oberfläche bis zu 500 000 Rezeptoren für den Fc-Teil des Immunglobulin E. Diese Rezeptoren setzen sich nach Metzger et al. (1983) aus einer an der Zelloberfläche gelegenen Alpha-Kette mit zwei Subeinheiten und Kohlenhydratanteilen, ferner aus je zwei innerhalb der Zellmembran lokalisierten bzw. in das Zellinnere reichenden Beta- und Gamma-Ketten zusammen (Abb. 3).

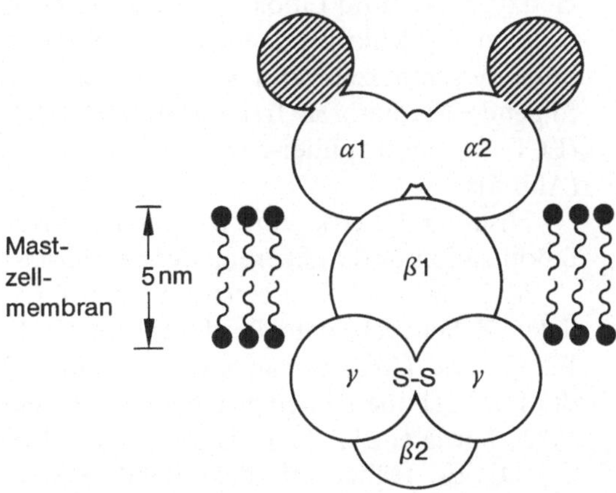

Abb. 3. Modell des IgE-Rezeptors auf der Mastzelle nach Metzger et al. (1983). Schraffierte Bereiche = Kohlehydratanteile. Einzelheiten s. Text

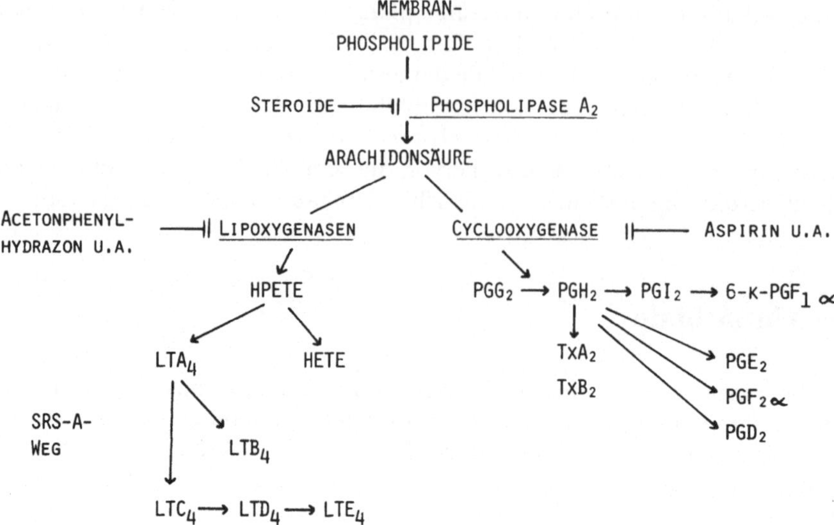

Abb. 4. Neugenerierung von Mediatoren (Arachidonsäure-Metaboliten) auf dem Cyclooxygenase- und Lipoxygenaseweg. *PG* Prostaglandin; *LT* Leukotrien; *Tx* Thromboxan; *HPETE* Hydroxy-peroxy-Eicosatetraensäure; *HETE* Hydroxy-Eicosatetraensäure; *Enzyme* sind unterstrichen; ——‖ hemmende Wirkung

Ein inhalativ aufgenommenes Allergen wird von korrespondierenden, einander benachbarten IgE-Molekülen gebunden, wobei es zu einer Vernetzung (bridging), schließlich zu einem Zusammenfließen der verbundenen IgE-Moleküle kommt. Dies stellt ein Signal zur Aktivierung eines proteolytischen Enzyms und von Methyltransferasen dar, so daß vermehrt Membranphospholipide umgesetzt werden. Es öffnen sich Kanäle zum Einstrom von Kalzium in die Zelle (Austen, 1974; Ishizaka, 1981). Kalzium aktiviert die membranständige Phospholipase A2. Dadurch steigert es die Bildung von Arachidonsäure und sekundär von Produkten des Cyclooxygenase- und Lipoxygenaseweges (Abb. 4). Gleichzeitig führt es zu einer Kontraktion von Mikrofilamenten, so daß intrazelluläre Granula mit der Plasmamembran verschmelzen und eine Degranulation der Zelle eintritt. Dabei werden folgende Mediatoren freigesetzt: Histamin, eosinophiler-chemotaktischer Faktor (ECF-A) neutrophiler-chemotaktischer Faktor (NCF-A), Heparin, Kallikrein (Abb. 5).

Histamin bewirkt eine Kontraktion der glatten Bronchialmuskulatur, eine Gefäßdilatation und Steigerung der Sekretionsleistung exokriner Drüsen.

Mehrere, auch von einströmenden Granulozyten, mononukleären und epithelialen Zellen gebildete Produkte des Cyclooxygenaseweges (Prostaglandine D2, F2, G2 und Thromboxan A2) wirken bronchokonstriktorisch. Andere (Prostaglandin E2, I2) haben einen gegenteiligen Effekt (O'Byrne et al., 1983; Holtzman et al., 1983; Lewis et al., 1983). Die über den Lipoxygenaseweg gebildeten Leukotriene C_4, D_4, E_4, früher mit dem funktionellen Begriff „slow reacting substance of anaphylaxis" bezeichnet, sind die stärksten heute bekannten Bronchokonstriktoren. Leukotrien D_4 wirkt an Lungenparenchymstreifen und an der Trachealmuskulatur

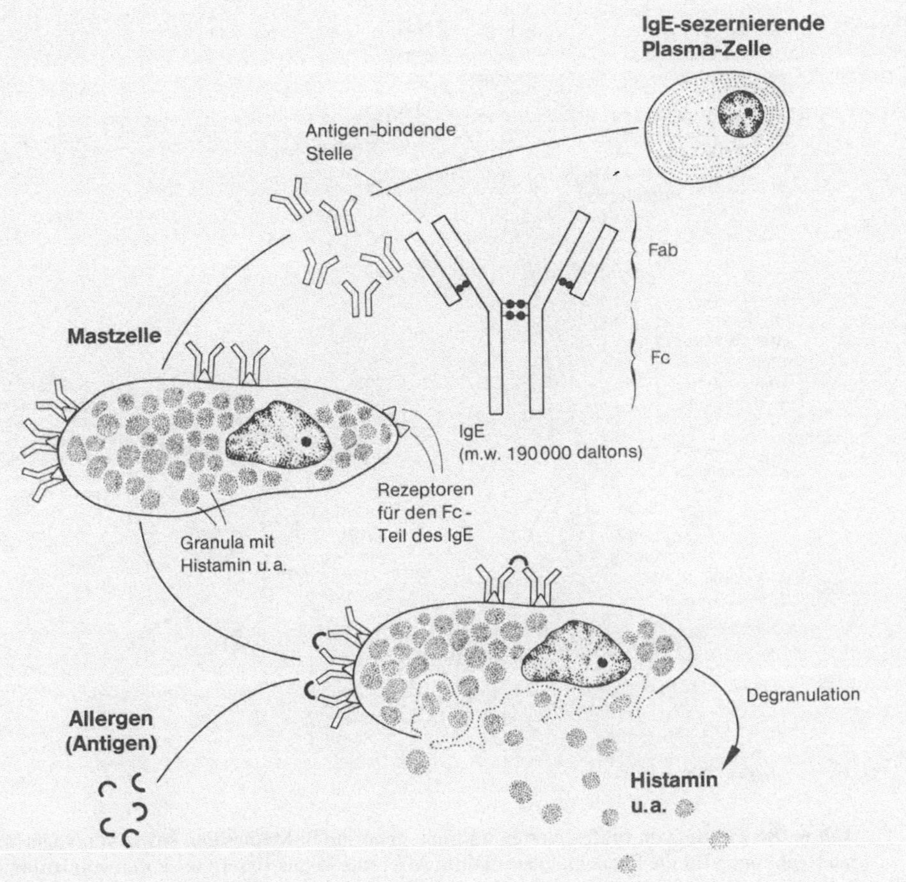

Abb. 5. Reaktion Mastzell-fixierter IgE-Antikörper mit einem Allergenmolekül; nachfolgend Degranulation, Freisetzung präformierter Mediatoren und Neugenerierung von Mediatoren

in ca. 6000-fach niedriger Konzentration als Histamin (Dahlen et al., 1980; König et al., 1983). Prostaglandine üben darüber hinaus eine Reihe weiterer wichtiger, z. T. entgegengesetzter Funktionen aus: u. a. Beeinflussung des Tonus der Gefäßmuskulatur und der vaskulären Permeabilität, Stimulation der Schleimproduktion, Hemmung der mucoziliären Clearance, Chemotaxis. Über vagale Reizleitungen, die durch die Öffnung der Tight junctions zwischen den Epithelzellen durch die beschriebenen Mediatoren begünstigt werden, erfolgt eine Amplifikation des Bronchospasmus und zusätzlich eine Steigerung der Schleimsekretion (Nadel, 1980; McFadden, 1984; Widdicombe, 1985) (s. a. Abb. 6).

Die Sekretion präformierter Mediatoren und die Synthese neuer Mittler-Substanzen aus Zellmembranen ist vom intrazellulären Gehalt an zyklischen Nukleotiden abhängig. Zyklisches Adenosinmonophosphat, dessen Konzentration nach Aktivierung der Beta-Rezeptoren ansteigt, wirkt hemmend, zyklisches Guanosinmonophosphat wirkt begünstigend.

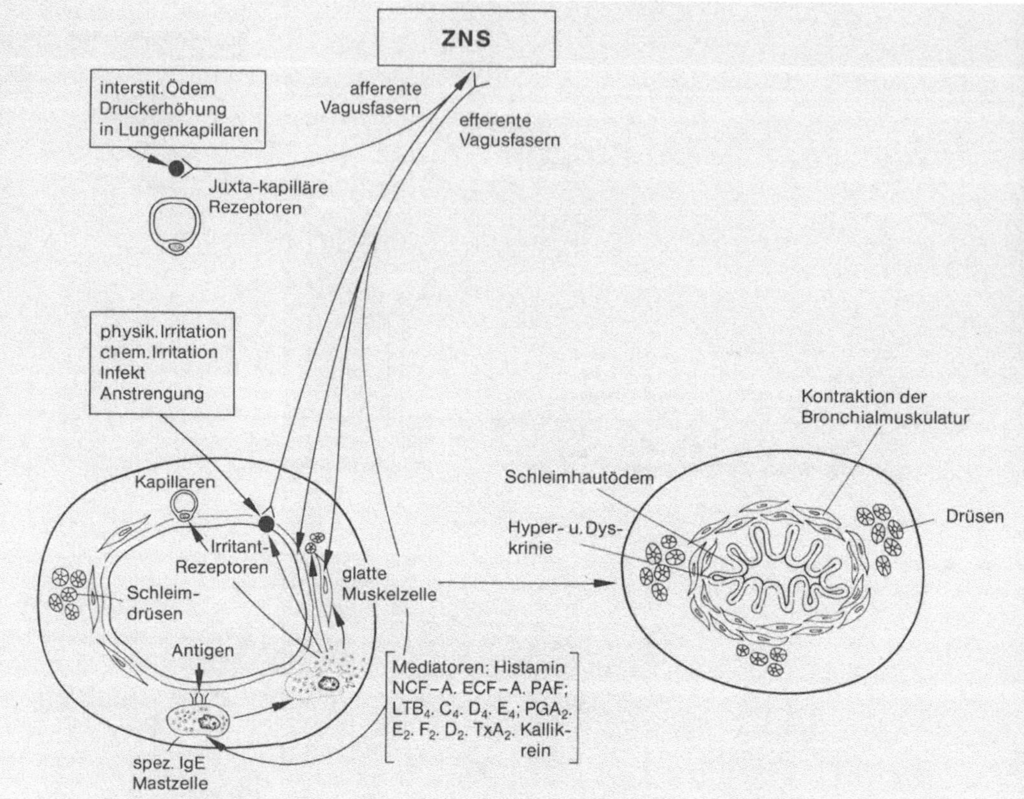

Abb. 6. Bedeutung von präformierten und neu generierten Mediatoren sowie von vagal vermittelten Reaktionen für die Bronchialobstruktion. Afferente Vagus-Fasern verlaufen von Irritant-Rezeptoren zur Medulla oblongata und werden dort umgeschaltet. Efferente Fasern führen zum peribronchialen Plexus und bewirken eine Kontraktion der Bronchialmuskulatur, Stimulation der Schleimdrüsen und wahrscheinlich auch eine erhöhte Reagibilität der Mastzellen. Juxtakapilläre Rezeptoren sind für die im Rahmen von Lungenembolien, -stauung und -ödem auftretende Bronchialobstruktion von Bedeutung

Der typischen asthmatischen Sofortreaktion, die Sekunden bis Minuten nach Antigenkontakt einsetzt und im allgemeinen 30–60 Minuten später abklingt, folgt in 20–30% der Fälle 3–8 Stunden später eine verzögerte, meist länger anhaltende und therapeutisch schwieriger beeinflußbare Bronchialobstruktion (Baur, 1983). Diese ist nicht – wie vielfach angenommen – Ausdruck einer Arthusreaktion im Sinne einer allergischen Alveolitis. Sie ist vielmehr auf die IgE-abhängige Entzündungsreaktion mit Beteiligung von Leukotrienen zurückzuführen und offensichtlich mit einer zweiten Mastzelldegranulation verbunden. Hierfür sprechen der gleichzeitig feststellbare Anstieg des Histamins und des neutrophilen-chemotaktischen Faktors im Blut, sowie die protektive Wirkung von Leukotrien-Antagonisten, Kortikosteroiden und von Dinatriumcromoglykat, das die Mastzelle stabilisiert (Baur u. Fruhmann, 1980; Nagy et al., 1982; Abraham et al., 1984; Durkam et al., 1984; Kaliner, 1984).

Nicht-allergisches Asthma bronchiale: Das nicht-allergische Asthma bronchiale stellt eine Ausschlußdiagnose dar. Wie bereits die Bezeichnung impliziert, liegt ihm keine spezifische Immunreaktion zugrunde. Atemwegsinfekte und unspezifische Stimuli wie körperliche Anstrengung, Kontakt mit kalter Luft, Nebel, inerten Staubpartikeln, Rauch, verschiedenartigen Chemikalien und auch emotioneller Streß lösen die rezidivierenden, häufig schweren und lang anhaltenden Asthmaattacken aus.

Pathophysiologisch steht das unspezifisch hyperreagible Bronchialsystem im Vordergrund, das im wesentlichen auf der erniedrigten Reizschwelle sensibler parasympathischer Nervenendigungen (Irritant receptors) und der vagal vermittelten reflektorischen Bronchokonstriktion beruht (Gold et al., 1972; Ulmer, 1975; Kunkel et al., 1976; Nadel, 1980; Sly, 1982; Nolte, 1984; McFadden, 1984) (Abb. 6). Die Senkung der Reizschwelle dieser sub- und z. T. intraepithelial gelegenen, im gesamten Bronchialsystem, der Trachea und des Larynx anzutreffenden Rezeptoren geht auf Läsionen der schützenden Epithelschicht und Öffnung der Tight-junctions zurück. Derartige Veränderungen treten als Folge viraler Infektionen, nach Einwirkung von Inhalationsnoxen und von Mediatoren der Entzündungsreaktion und der Anaphylaxie auf.

Tierexperimentelle Befunde sprechen für eine Potenzierung der im Rahmen von Entzündungsreaktionen stattfindenden vagalen Bronchokonstriktion durch Neuropeptide (Substance P), welche von sensorischen Nervenendigungen freigesetzt werden (Lundberg et al., 1983; Aengard et al., 1985).

Als weitere beteiligte Faktoren an der nicht-immunologisch vermittelten Bronchialobstruktion werden diskutiert: verminderte Adenosin-Wirkung in der glatten Muskelzelle, vermehrte alphaadrenerge Aktivität, Hemmung des postulierten nichtadrenergen, nicht-cholinergen (=purinergen) inhibitorischen Systems und der sympathischen Nervenfasern, die zu den Zellen der cholinergen postganglionären Fasern verlaufen (Richardson u. Ferguson, 1980; Widdicombe, 1985). Außerdem kann offensichtlich auch durch unspezifische Effekte (Hypoxie, thermische Reize, Wirkung von Medikamenten, Anaphylatoxinen und Neurohormonen) eine Mastzelldegranulation und eine Freisetzung von Mediatoren der Anaphylaxie initiiert werden (Nadel, 1980; McFadden, 1984).

Die inhalative Provokationstestung mit Histamin oder cholinergen Substanzen (Acetylcholin, Metacholin, Carbachol) erlaubt eine Objektivierung der bronchialen Hyperreagibilität. Zu unterscheiden ist hierbei zwischen der bronchialen Sensitivität, die jene Dosis angibt, die zu einer Abnahme der Einsekundenkapazität von mindestens 20% oder der spezifischen Conductance von mindestens 50% führt, und der bronchialen Reaktivität. Letztere gibt das Gefälle der Dosisantwortkurve wieder; sie weist nach Untersuchungen von Orehek et al. 1977 eine höhere Spezifität auf.

Eine Reihe von Medikamenten kann auf pharmakologischem Wege Asthmaerkrankungen hervorrufen oder verstärken. Hierzu zählen Beta-Rezeptorenblocker, Alpha-Stimulantien und Cholinergika. Etwa 15% der Personen mit nicht-allergischem Asthma entwickeln nach Einnahme von Nicht-Steroid-Antiphlogistika schwere Asthmaanfälle; diese Pharmaka blockieren die Cyclooxygenase und führen – möglicherweise durch bestimmte enzymatische Störungen begünstigt – zu einer bevorzugten Umsetzung von Arachidonsäure über den Lipoxygenaseweg und damit zur vermehrten Bildung von Leukotrienen (Blackwell u. Flower, 1978; Sly, 1982; Flohe u. Loschen, 1982).

Routinemäßige Laboruntersuchungen erlauben keine Abgrenzung des nicht-allergischen vom allergischen Asthma; eine Eosinophilie im Blut und Bronchialsekret ist bei ersterem häufig sogar stärker ausgeprägt, etwa ein Drittel der Personen mit nicht-allergischer und zwei Drittel jener mit allergischer Genese besitzen eine Erhöhung des Gesamt-IgE-Spiegels im Serum (Fruhmann u. Baur, 1980).

Besteht der Verdacht auf ein nicht-allergisches Asthma und treten flüchtige eosinophile Lungeninfiltrate hinzu, muß an das Vorliegen einer allergischen bronchopulmonalen Aspergillose gedacht werden (s. S.91).

Übergangsformen des Asthma bronchiale: Zu beachten ist, daß jedes schwer verlaufende allergische Asthma mit einer unspezifischen bronchialen Hyperreagibilität einhergeht. Letztere ist offensichtlich mit der verzögerten bronchialobstruktiven Reaktion nach Antigenkontakt korreliert, denn noch Tage bis Wochen nach Auftreten derselben läßt sich eine Erniedrigung der bronchialen Reizschwelle für unspezifische Stimuli nachweisen. Ein primär allergisches Asthmaleiden kann infolge einer konsekutiven Hyperreagibilität auch ohne Antigenkontakt persistieren (s. hierzu auch Ulmer, 1975; Wettengel, 1979; Nolte, 1984).

Problemstellung

Problemstellung

Der Erwachsene atmet unter Ruhebedingungen etwa 12000 Liter Luft in 24 Stunden, Luft, die nicht nur den lebensnotwendigen Sauerstoff enthält, sondern auch eine Fülle anderer gasförmiger Bestandteile, Aerosole und kleine Partikel unserer natürlichen und durch die Industrialisation und Technik veränderten Umwelt. Die Anatomie des Atemtrakts mit seinem sich über ca. 23 Generationen aufzweigenden Röhrensystem abnehmenden Radius, jedoch trompetenförmig vergrößernden Gesamtquerschnitts, bewirkt, daß Teilchen mit einem Durchmesser von mehr als 25 µm bereits im Nasen-Rachen-Raum abgefangen werden. Teilchen kleiner 10–25 µm erreichen das Bronchialsystem. Sehr kleine Partikelchen (0,2–0,5 µm) lagern sich bevorzugt auf der etwa 70 m^2 großen Gasaustauschfläche ab, während Partikel zwischen zwei und 25 µm überwiegend im tracheobronchialen Bereich deponiert werden. Ein Überleben im Rahmen dieses permanenten, massiven Kontakts mit zahlreichen organischen und anorganischen Inhalationsstoffen, einschließlich verschiedenartiger Noxen und Krankheitserregern, ist nur Dank hervorragend wirksamer Abwehrmechanismen möglich. Neben dem natürlichen Filtersystem (s. o.) spielt die mechanische Reinigung infolge Zilientätigkeit (mucociliäre Clearance) und Hustenreiz eine wesentliche Rolle; mittels radioaktiv markierten Substanzen läßt sich nachweisen, daß innerhalb 24 Stunden nahezu alle im Bereich der Atemwege abgelagerten Stoffe bis zur Glottis abtransportiert werden. Weitere wichtige Schutzfunktionen in der Bronchialschleimhaut und in dem sie bedeckenden Flüssigkeitsfilm stellen eine Vielzahl humoraler und zellulärer Elemente dar, die entweder nicht-immunologischer (Muzin, Proteasen-Inhibitoren, Lactoferrin, Lysozym, Kallikrein, Interferon, nicht-sensibilisierte Makrophagen, Granulozyten) oder immunologischer Natur sind (Immunglobuline, insbesondere sekretorisches IgA, Komplement, sensibilisierte Makrophagen und Lymphozyten).

Zahlreiche organische und einige, an Träger gebundene anorganische Substanzen werden von dem im Bereich der Lunge besonders aktiven Immunsystem als Antigene erkannt. Die sodann eingeleiteten, dargestellten spezifischen zellulären (u. a. Effektor-T-Zellen, Killer-Zellen) und humoralen Abwehrmechanismen tragen zusammen mit den durch sie ausgelösten Sekundär-Reaktionen zu einer sinnvollen Begrenzung der Antigen-Zufuhr (Bronchospasmus) und einer beschleunigten Antigen-Elimination bei. Letzteres wird durch Steigerung der bronchialen Schleimsekretion und der Gefäßpermeabilität, ferner durch Entzündungsreaktionen mit vermehrter Phagozytose erreicht. Für einige chemisch-aktive Noxen, insbesondere Proteasen, wurde eine Neutralisierung durch Immunglobuline nachgewiesen (Shapira und Arnon, 1968; Fuller und Marucci, 1971; Erickson, 1974). Die Schutzfunktion immunologischer Reaktionen wird unterstrichen durch die Beobachtung, daß nicht eliminierte Fremdsubstanzen zu persistierenden, das betreffende Organ schädigenden Fremdkörper-Reaktionen führen. Nach Katz (1984) besitzt das IgE-Antikörpersystem eine der wichtigsten Abwehrfunktionen im Bereich des Respirationstrakts; als Indizien hierfür zählt er die wohl einmalige Amplifikation physiologischer Reaktionsmechanismen (wenige IgE-Moleküle können sehr wirksame Veränderungen, z. B. der Atemphysiologie, hervorrufen) und die Hypothese auf, daß ein Leben ohne IgE-Antikörper nicht möglich ist. Bisher wurde kein Individuum mit völligem Fehlen dieser Immunglobulinklasse angetroffen. Die mit den Immunreaktionen einhergehenden Krankheitssymptome erscheinen zumindest z. T. sinnvoll. Ein wesentlicher Krankheitswert kommt ihnen erst im Rahmen einer Fehlsteuerung zu, für die u. a. Umweltfaktoren, immunsuppressiv wirksame Mechanismen und virale Infektionen verantwortlich gemacht werden (Katz, 1984).

Wie im vorangehenden Kapitel ausgeführt, sind für die Antigen-Erkennung, die Interaktion zwischen immunkompetenten Zellen und das Shifting zu der einen oder anderen Immunglobulinklasse genetische Faktoren von Bedeutung. Jedoch spielen hierfür auch physiko-chemische Eigenschaften der aufgenommenen Antigene eine

Tabelle 1. Molekular definierte Antigene, die Typ-I-Sensibilisierungen hervorrufen (Literaturübersicht)

Antigen[a]	Herkunft	Struktur	Anzahl der Aminosäuren	MW (Daltons)	Literatur
Ra 3	Ragweed (Traubenkraut)	basisches Glykoprotein	101	11 000	Underdown u. Goodfriend 1969 Klapper et al. 1980
Ra 4	Ragweed (Traubenkraut)	basisches Glykoprotein		28 000	Griffiths u. Brunet 1971
Ra 5	Ragweed (Traubenkraut)	basisches Polypeptid	45	5 000	Labkoff u. Goodfriend 1974
Ra 6 A	Ragweed (Traubenkraut)	basisches Protein	108	11 500	Roeber et al. 1983
Ra 6 B	Ragweed (Traubenkraut)	basisches Protein	103	11 500	Roeber et al. 1983
AG E	Ragweed (Traubenkraut)	saures Protein	343	38 000	King et al. 1967
AG K	Ragweed (Traubenkraut)	saures Protein	372	38 000	King 1979
Cytochrom C	Ragweed (Traubenkraut)	basisches Protein	105	13 000	Goodfriend et al. 1979
Phospholipase A₂	Insektengift Biene Wespe	basisches Protein basisches Protein	128	15 000 35 000	Shipolini et al. 1974 King et al. 1976 King et al. 1978
Hyaluronidase	Insektengift Biene Wespe	basisches Protein basisches Protein		50 000 45 000	King et al. 1976 King et al. 1978
AG 5	Insektengift Wespe	basisches Protein		25 000	King et al. 1978
Mellitin	Insektengift Biene	saures Polypeptid	26	2 840	King et al. 1978
Allergen M	Codfish (Kabeljau)	Polypeptid	114	12 000	Elsayed u. Bennich 1975

[a] Ra = Ragweed-Antigene; AG = Antigen

wichtige Rolle. So scheint die Häufigkeit einer klinisch manifesten Sensibilisierung gegenüber einer bestimmten Substanz ebenso wie der durch sie ausgelöste Typ der Immunreaktion von im einzelnen bisher nicht näher bekannten morphologischen und funktionellen Charakteristika abhängig zu sein.

Die molekulare Struktur ist bisher nur von wenigen Stoffen, die allergische Erkrankungen der Lunge verursachen, bekannt. Amerikanische Arbeitsgruppen beschrieben die Primärstruktur einiger Antigene des Ragweed (Ambrosia-Gewächse, Traubenkraut) und der Insektengifte. In Tabelle 1 sind diese und andere bisher isolierte und in ihrer Aminosäurensequenz vollständig oder teilweise aufgeschlüsselte, natürlich vorkommende Antigene dargestellt. Diese wenigen Substanzen lassen keine eindeutigen Schlußfolgerungen über die möglicherweise allgemein gültigen strukturellen und physiko-chemischen Charakteristika zu, die letztendlich für die Induktion klinisch manifester Sensibilisierungen durch Inhalationsstoffe verantwortlich sind.

In der vorliegenden Arbeit wird unter Zugrundelegung der klinischen und immunologischen Befunde der von uns diagnostizierten bronchopulmonalen Immunopathien der Identifizierung weiterer Antigene beschrieben, die als krankheitsauslösend anzusehen sind. Die Aminosäurensequenz mehrerer dieser Substanzen wurde in den letzten Jahren aufgeschlüsselt. Wir setzten darüber hinaus an Trägermoleküle gekoppelte synthetische Antigene zum Nachweis spezifischer menschlicher Antikörper gegen entsprechende Inhalationsnoxen ein. Unsere Absicht war, die Charakteristika der neu entdeckten Antigene unter Berücksichtigung der Kenntnisse über die bereits beschriebenen Immunogene herauszuarbeiten. Eine weitere Fragestellung war, ob unterschiedlichen Krankheitsbildern, die durch einheitliche, identifizierte Substanzen (z. B. Aspergillus-Bestandteile) hervorgerufen werden, differierende Reaktionsweisen des Immunsystems zugrunde liegen. Darüber hinaus interessierte, welche Molekülabschnitte von strukturell definierten Antigenen (Chironomidenhämoglobinen) mit Immunglobulinen sensibilisierter Patienten reagieren. Wir verfolgten das Ziel, mittels genau lokalisierter chemischer und enzymatischer Spaltungen, N- und C-terminalem Aminosäurenabbau und dem Einsatz synthetischer Peptide einige klinisch bedeutsame lineare Antigen-Determinanten darzustellen.

Eigene Untersuchungen zum Thema

Methoden

Lungenfunktionsprüfung:
Spirometrie, Bodyplethysmographie und Bestimmung der Diffusionskapazität führten wir mit den Geräten Ergo-Pneumotest, Bodytest und Diffusionstest der Firma Jäger, Würzburg, durch. Die Blutgase in Ruhe und nach submaximaler Belastung wurden im Ohrläppchenblut mittels eines Microanalyzers (Gas check AVL 937) gemessen. Die Beurteilung erfolgte unter Zugrundelegung der Sollwerte nach Bolt et al., 1970; (Vitalkapazität, Einsekundenkapazität), von Ulmer et al., 1976; (Atemwegswiderstand, intrathorakales Gasvolumen, Blutgase) und unseres eigenen Labors (Diffusionskapazität).

Inhalative Provokationstests bei Verdacht auf bronchialobstruktive Erkrankungen:
Das Allergenlösungsmittel und die wässerigen Allergenextrakte wurden mittels eines Ringdüsenverneblers (Modell AV3/H, Heyer, Bad Ems) über ein Mundstück appliziert. Im Ganzkörperplethysmographen bestimmten wir Atemwegwiderstand und intrathorakales Gasvolumen vor und nach Inhalation des Lösungsmittels und mindestens achtmal nach dem in aufsteigenden Konzentrationen gegebenen Allergen (5 min, 15 min, 30 min, 1 h, 2 hs, 3 hs, 4 hs, 5 hs und 6 hs danach). Ein Provokationstest gilt als positiv, wenn der Atemwegwiderstand auf mindestens 5 cm $H_2O \cdot s/l$ und um mehr als 50% des Meßwertes nach Lösungsmittelinhalation ansteigt oder über 4 cm $H_2O \cdot s/l$ liegt und gleichzeitig mehr als 100% des Meßwertes nach Lösungsmittelinhalation beträgt (Baur et al., 1978, 1981).

Inhalative Provokationstests bei Verdacht auf exogen-allergische Alveolitis:
Soweit wässerige Extrakte Verwendung fanden, erfolgte die Inhalation in gleicher Weise. Bestand der Verdacht auf das Vorliegen einer Farmerlunge, schüttelte der Patient seine mitgebrachte Heuprobe bis zu 60 Minuten (ca. 5 kg) in einer $2 \times 1,5 \times 2,5$ m großen Kabine. Neben Atemwegswiderstand und intrathorakalem Gasvolumen wurden in Ruhe und in 60-minütigen Abständen mindestens bis zur sechsten Stunde nach Provokation Vitalkapazität, Einsekundenkapazität, Diffusionskapazität und Körpertemperatur bestimmt, zusätzlich vor Versuchsbeginn sowie in der fünften Stunde die Leukozyten im peripheren Blut. Die Untersuchung wurde als positiv im Sinne einer allergischen Alveolitis gewertet, wenn von den drei Lungenfunktionsparametern Vitalkapazität, absolute Einsekundenkapazität und Diffusionskapazität zwei um mindestens 15% nach Exposition abfielen und mindestens zwei der drei folgenden Zeichen einer systemischen Reaktion vorlagen: Temperaturanstieg um mindestens 1 °C, Leukozytenerhöhung im peripheren Blut um mehr als $2500/mm^3$, allgemeine Krankheitserscheinungen (Krankheitsgefühl, Schüttelfrost, Übelkeit) (Baur et al., 1981).

Hauttestungen:
Die Allergenextrakte wurden an der Volarseite des Unterarms entweder im modifizierten Prickverfahren oder intrakutan appliziert (Gronemeyer, 1974; Werner u. Ruppert, 1974; Fuchs, 1979; Ring, 1982; Braun-Falco et al., 1984). Nach 20 Minuten erfolgte die Ablesung des Quaddeldurchmessers, wobei unter Berücksichtigung der individuellen Hautreagibilität (Kontrolltestung mit Lösungsmittel und Histamin 1:1000 bzw. 1:10000) in die Reaktionsklassen 0–4 unterteilt wurde (Aas und Belin, 1972); hierbei wird eine Quaddelgröße, die der Histaminreaktion entspricht, mit + + + bewertet, die doppelt so starke Reaktion mit + + + +, die halb so starke mit + +, die ein Viertel so starke mit +.

Herstellung von Antigen-Extrakten:
Je 100 g der Ausgangsmaterialien (z. B. gefriergetrocknete Aspergillus fumigatus-Kultur) wurden in 500 ml Extraktionspuffer (0,05 M Na_2HOP_4/NaH_2PO_4 – 0,15 M NaCl, pH 7,4, in einigen Experimenten mit 1 mM Phenylmethansulfonylfluorid versetzt) suspendiert und mit einem Ultra-Turrax ca. zehn Minuten homogenisiert. Den nach Zentrifugation erhaltenen Überstand dialysierten wir dreimal gegen Extraktionspuffer, dann dreimal gegen Aqua bidest. Anschließend wurden die Proben lyophilisiert. Zur Durchführung von Hauttests wurden die Trockensubstanzen in 0,9% NaCl – 0,4% Phenol gelöst und mittels Millipore-Filter (Porengröße 0,45 µm) gereinigt und sterilisiert.

Koppelung der Extrakte, isolierten Antigene und Peptidfragmente an Zelluloseschei-ben für die RAST-Bestimmung:
Aus Filterpapier (Munktell 00) hergestellte Zellulosescheiben aktivierten wir in Anlehnung an die von Ceska und Lundkvist (1972) beschriebenen Methode mit Bromcyan (Merck, Darmstadt) über zehn Minuten bei pH 10,5. Zu 5 g Zellulosescheiben gaben wir 7,5 g Bromcyan, das in 200 ml Aqua bidest. gelöst war. Nach der Aktivierung wurden die Scheiben mehrmals mit Aqua bidest. gewaschen, mit Azeton getrocknet und bis zur weiteren Verwendung bei −20 °C aufbewahrt. Zur Koppelung an die feste Phase (Zellulosescheiben) lösten wir die Rohextrakte (Protein-Konzentration 4–10 mg/ml), isolierten Antigene oder Peptidfragmente (Konzentration 0,1–0,2 mg/ml) in 0,1 M $NaHCO_3$. Es folgte eine vierstündige Inkubation mit den aktivierten Zellulosescheiben (10 ml Antigenlösung mit 250 mg Scheiben bei Raumtemperatur). Abschließend wurden die Scheiben mit 50 ml 0,1 M $NaHCO_3$ zweimal gewaschen, zur Blockierung der noch reaktiven Gruppen drei Stunden lang in 1 M Äthanolamin – 0,1 M $NaHCO_3$ gelegt, mit 0,5 M $NaHCO_3$ und dann mit 0,1 M Na-Acetat/H-Acetat-Puffer, pH 4, gespült und 30 Minuten in letzterem Puffer inkubiert. Nach Waschen mit NaCl-Phosphatpuffer (0,15 M NaCl – 0,05 M NaH_2PO_4/Na_2HPO_4 – 0,05% Tween 20 – 0,02% Natriumazid, pH 7,4) schloß sich eine Aufbewahrung der Antigenscheiben bis zu acht Monaten im NaCl-Phosphatpuffer bei +4 °C an.

Bestimmung spezifischer IgE-Antikörper mit dem Radioallergosorbenttest (IgE-RAST) (Abb. 7a):
Die Zellulosescheiben mit immobilisierten Antigenen wurden zunächst über drei Stunden mit 50 µl Patientenserum bei Raumtemperatur inkubiert. Einem ausführli-

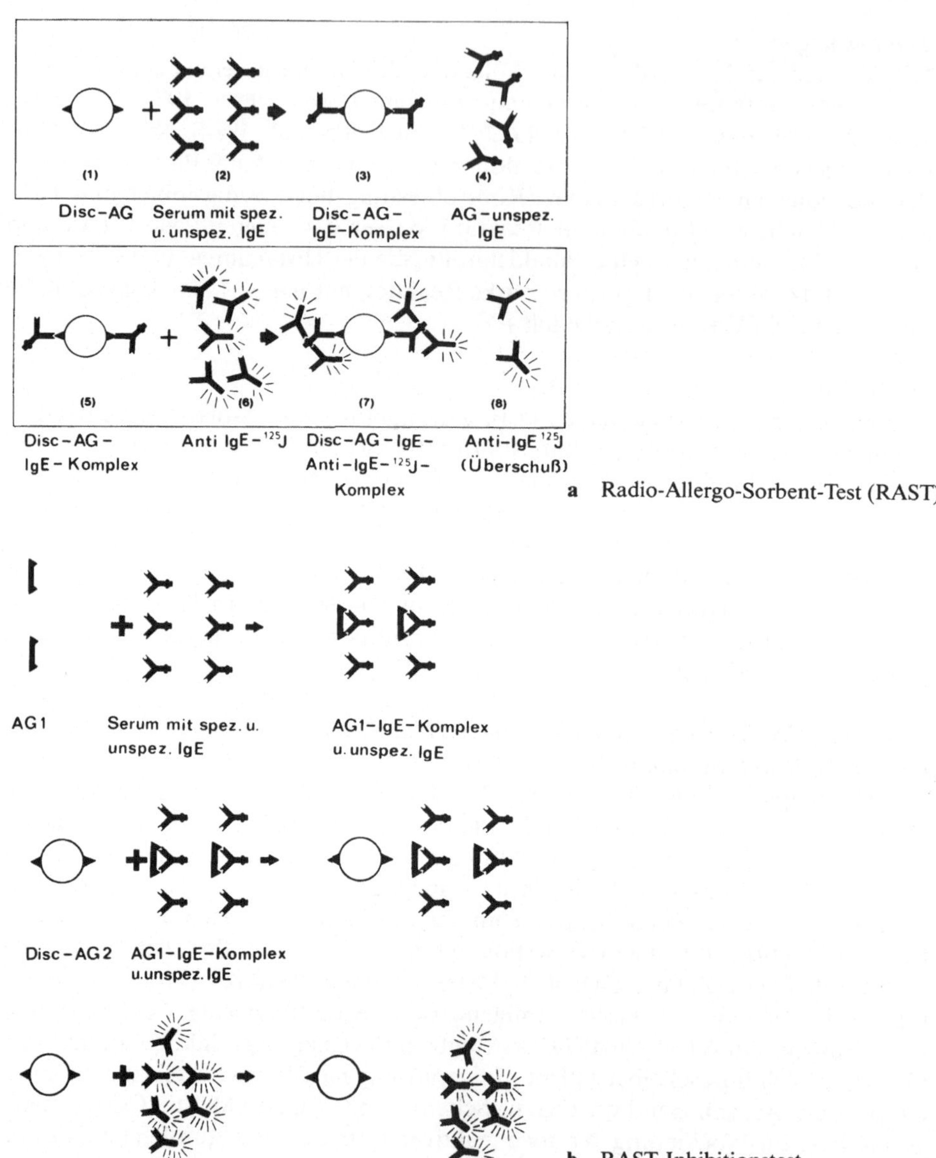

a   Radio-Allergo-Sorbent-Test (RAST)

b   RAST-Inhibitionstest

Abb. 7. Prinzip des RAST (**a**) und des RAST-Inhibitionstests (**b**). Einzelheiten s. Text

chen Waschvorgang mit NaCl-Phosphatpuffer folgte eine Inkubation mit 50 µl ^{125}J-markiertem Anti-IgE (Pharmacia, Freiburg). Nach nochmaligem gründlichem Waschen wurde die Aktivität im Gamma-Counter (Typ BF5300, Fa. Berthold, Wildbad) über zwei Minuten gezählt; diese korreliert mit der Konzentration jener IgE-Antikörper im Serum, die gegen das verwendete Antigen gerichtet sind. Die Ergebnisse waren anhand einer parallel erstellten Eichkurve (Phadebas-RAST Referenzsystem; Pharmacia, Freiburg) in PRU/ml umzurechnen oder entsprechend der üblichen Klassifikation mit Null bis + + + + zu klassifizieren. Soweit nicht anders vermerkt, sind Werte < 0,35 PRU/ml als negativ eingestuft.

Untersuchung der immunologischen Kreuzreaktion von Antigenen (Antigengemischen) im RAST-Inhibitionstest (Abb. 7b):
Diese Methode weicht von der üblichen RAST-Bestimmung insofern ab, als die Seren zwölf Stunden lang mit einem bestimmten Antigen (AG1 = Inhibitor) vorinkubiert werden. Dieses Antigen und das an die Zellulosescheibe gekoppelte Antigen (AG2 = solid phase) sollen um die gleichen Antikörper konkurrieren. Die geringere Aktivität im Vergleich zu parallel untersuchten Serumproben, welche mit NaCl-Phosphatpuffer inkubiert wurden, korreliert mit dem Ausmaß der immunologischen Kreuzreaktion der beiden Antigene.

Bestimmung spezifischer IgG-Antikörper mit dem RAST (IgG-RAST und PA-RAST):
a) IgG-RAST:
Die von uns verwendete Methode lehnt sich an die Beschreibung von Delespesse et al. (1979) an. Anti-IgG vom Kaninchen (Fc-spezifisch; Dakopatts A/S, Kopenhagen) wurde von uns zunächst nach der Chloramin-T-Methode (McConahey und Dixon, 1966) mit ^{125}J markiert (Einzelheiten s. Vogelmeier, 1984). Daran schlossen sich Reinigungen mittels Gelfiltration (Sephadex G-50) und eine Affinitätschromatographie mit Human-IgG auf Sepharose 4B an. Die weiteren Schritte entsprachen bis auf folgende Abweichungen dem IgE-RAST: Die untersuchten Patientenseren wurden zur Verminderung der unspezifischen Background-Aktivität mit 99,5% Pferdeserum – 0,5% Tween 20 im Verhältnis 1:1 verdünnt. Alle Bestimmungen erfolgten zweifach. Anhand eines von uns erstellten Referenzsystems (bestehend aus C.thummi-Gesamthämoglobin als gekoppeltes Antigen und serienmäßig verdünntem Serum eines sensibilisierten Patienten), das eine lineare Eichkurve liefert, wurden die erhaltenen Ergebnisse in IgG-RAST-Units (RU) angegeben; hierbei entsprechen 10 RU jener Zählrate, die im Referenzsystem mit einem Mikroliter des Vergleichserums erzielt wird. Erreicht ein Serum eine Zählrate, die oberhalb des linearen Bereichs der Eichkurve liegt, wird es um einen Faktor von 5–10 verdünnt und erneut bestimmt.

b) PA-RAST:
Protein A ist ein Bestandteil von Staphylococcus aureus, der IgG bindet, wobei allerdings die Subklasse IgG$_3$ nur partiell erfaßt wird. Von uns durchgeführte Vorversuche hatten ergeben, daß die Verwendung von Protein A anstatt von Anti-IgG gleichartige Ergebnisse liefert und keine Nachteile in sich birgt. Im Prinzip wurde der PA-RAST wie der IgG-RAST durchgeführt; Verwendung fand ^{125}J-markiertes Protein A (spezifische Aktivität ca. acht Mikro-Ci/µg; New England Nuclear, Dreieich); von den mit NaCl-Phosphatpuffer auf 1:1600 verdünnten Serumproben wurden jeweils 100 µl eingesetzt. Als eine PA-RAST-Unit (1 RU) ist diejenige Countzahl definiert, die 100 µl eines 1:1600 verdünnten Poolserum von zehn gesunden Personen liefert. Soweit nicht anders angegeben, stuften wir Werte > 2 RU als positiv ein. Vorversuche mit mehreren Antigenen hatten gezeigt, daß ein zehn Personen umfassendes Kontrollkollektiv jeweils einen oberen Grenzwert ($\bar{x} \pm 2SD$) ergibt, der 2 RU des Poolserum entspricht.

Immunoblot:
Polyacrylamidgel-Elektrophorese und elektrophoretischen Transfer auf Nitrozellu-
losefolie führten wir mit einer Apparatur der Fa. Bio-Rad, München, durch. Die
Antigen-Rohextrakte wurden zunächst in einem SDS-Polyacrylamid-Gradientengel (von 5-20%) bzw. in einem nicht-denaturierenden Polyacrylamidgel (Konzentration 10%) unter Verwendung eines diskontinuierlichen Puffersystems fraktio-
niert. Der elektrophoretische Transfer der getrennten Polypeptide auf Nitrozellulo-
semembranen erfolgte in Anlehnung an die Beschreibung von Towbin et al. (1979)
sowie Batteiger et al. (1982). Die Nitrozellulosefolien wurden nach dem Transfer eine Stunde lang bei 40 °C in 0,05 M Na_2HPO_4/NaH_2PO_4 - 0,15 M NaCl - 5% BSA -
0,1% Tween 20 - 0,02% Natriumazid, pH 7,5, inkubiert. Anschließend schnitten wir
die Folien der Länge nach in ca. 6 mm breite Streifen, welche über Nacht mit verdünntem Patientenserum (1:10 bis 1:50 in oben genanntem Puffer) inkubiert wurden. Daraufhin wuschen wir fünfmal jeweils mit 20 ml dieses Puffers und inkubier-
ten entweder mit ^{125}J-markiertem Antihuman-IgG bzw. ^{125}J-markiertem Protein A
oder ^{125}J-markiertem Antihuman-IgE zum Nachweis der Antigen-spezifischen Antikörper der korrespondierenden Immunglobulinklasse. Abschließend wurden die
Streifen nochmals entsprechend obiger Beschreibung gewaschen, dann getrocknet
und eine Autoradiographie auf Kodak RP-Filmen über 2-4 Tage durchgeführt.

Doppelimmunodiffusion im Agarosegel (nach Ouchterlony 1962):
Auf Glasplatten bzw. in Plexiglasschalen wurde 1%ige Agarose in 0,01 M Barbital-
Na-Acetat-Puffer (pH 8,4) gegossen. Nach dem Gelieren stanzten wir 15 µl fassen-
de Löcher aus. In das zentrale Stanzloch gaben wir spezifisches Kaninchen-Antiserum bzw. Patientenserum, in die äußeren die verschiedenen Antigen-Extrakte. Die
Inkubationszeit betrug 48 Stunden bei Raumtemperatur. Ein Waschen der Platten
war nötig, sodann das Trocknen und Färben mit Coomassie-Brillant-Blau R-250.

Herstellung von Kaninchen-Antiseren:
Die Herstellung von Kaninchen-Antiseren gegen verschiedene Antigen-Extrakte
geschah durch wiederholte subkutane und intramuskuläre Injektionen der in Aqua
bidest. - komplettes Freund's Adjuvans (erste Injektion) bzw. Aqua bidest. - in-
komplettes Freund's Adjuvans (zweite und weitere Injektionen) gelösten Antigene.
Die jeweils erste Immunisierung erfolgte mit 15 mg Extrakt, die späteren mit 10 mg
(mindestens dreimalige Wiederholung). Etwa zehn Tage nach der letzten Injektion
führten wir die Blutabnahme durch. Die Immunglobuline wurden durch Zugabe
von Ammoniumsulfat (bis 25% Sättigung) gefällt, gegen Aqua bidest. dialysiert,
dann entsprechend dem ursprünglichen Serumvolumen mit NaCl-Phosphat-Puf-
ferlösung wieder rekonstituiert und gegen diesen Puffer dialysiert.

2-dimensionale Radio-Immunelektrophorese:
Die Untersuchungen lehnten sich an die Angaben von Weeke et al. (1974) und Lö-
wenstein (1978) an. Auf Glasplatten (84 × 94 mm bzw. 50 × 70 mm) wurde zunächst
ein Agarosegel gegossen (1% Agarose in 0,073 M Tris - 0,0249 Barbital - 0,0006 M
Kalziumlaktat - 0,003 M Natriumazid, pH 8,6). In einem Stanzloch links unten tru-
gen wir 15 µl des im gleichen Puffer bzw. Aqua bidest. gelösten Antigen-Extrakts
auf. Anschließend erfolgte eine elektrophoretische Trennung von der Kathode zur

Anode bei 10 V/cm über 50 min (erste Dimension). Dann wurde ein zweites Agarosegel angegossen, das spezifisches Kaninchen-Antiserum bzw. Patientenserum (Konzentration 20 µl/cm^2) gegen das verwendete Antigen enthielt; es schloß sich eine Elektrophorese bei 2 V/cm über 14–18 Stunden an, während der die einzelnen elektrophoretisch getrennten Bestandteile der Antigenlösung in das Antikörperhaltige Gel wanderten (in den Abbildungen von unten nach oben; zweite Dimension). Nach Waschen und Pressen des Gels konnte man über Nacht eine Inkubation mit Patientenserum (100–200 µl), und nach nochmaligem ausführlichen Waschen eine sechsstündige Inkubation mit 150 µl ^{125}J-markiertem Anti-IgE (Fa. Pharmacia; Uppsala) durchführen. Nach erneutem Waschen schloß sich eine Autoradiographie auf Kodak RP-Filmen über ca. sieben Tage an.

2-dimensionale Immunelektrophorese:
Im Vergleich zur 2-dimensionalen Radio-Immunelektrophorese entfiel hier die Inkubation mit ^{125}J-markiertem Anti-IgE. Zur Entfernung nicht-präzipitierter Proteine legten wir die Platten für ca. 24 Stunden in 0,9% NaCl-Lösung. Nach anschließendem Trocknen färbten wir mit Coomassie-Brillant-Blau R-250. Die auf diese Weise dargestellten Linien entsprechen Antigenen, die von den Antikörpern in den eingesetzten Seren (Kaninchen-Antiserum oder Patientenserum; 20 µl/cm^2) zur Präzipitation gebracht wurden.

Herstellung von Antigenfragmenten:
Die Chironomidenhämoglobine CTT IV, CTT VI und CTT VIII wurden enzymatisch, teilweise nach Blockierung der Arginin- oder Lysinreste mit Trypsin oder chemisch mit Bromcyan und BNPS-Skatol gespalten. Die Fraktionierung der Peptide erfolgte durch Gelfiltration (Sephadex G-75, G-50, G-25 und Biogel P6, P30) mit dissoziierenden Puffern (8 M Harnstoff oder 6 M Guanidiniumhydrochlorid), Ionenaustauscher-Chromatographie (DEAE-Zellulose, CM-Zellulose, Dowex 1 × 1 und 50 × 4) und Hochdruck-Flüssigkeitschromatographie an einer Umkehrphase (RP2, RP8, RP18). Durch Abbau der N-terminalen Aminosäuren nach Edman gelingt die Identifikation der Peptide, wobei die Charakterisierung der PTH-Aminosäuren mittels Dünnschicht-Chromatographie oder Hochdruck-Flüssigkeitschromatographie erfolgt. Die Reinheit der Peptide überprüften wir durch Aminosäurenanalyse (Braun et al., 1968; Kleinschmidt et al., 1978; Buse et al., 1979; Steer und Braunitzer, 1979; Pfletschinger et al., 1980; Aschauer et al., 1981, Baur et al., 1982a). Für alle untersuchten Fragmente lag die Verunreinigung unter der Nachweisgrenze. Die einzelnen Peptide wurden dann in üblicher Weise an Bromcyan-aktivierte Zellulosescheiben zur Antikörper-Bestimmung gekoppelt (s. oben). In Vorversuchen konnte nachgewiesen werden, daß auch kleine Peptide in ausreichender Menge gebunden waren (Baur et al., 1982a).

Ergebnisse mit Diskussion

Exogen-allergische Alveolitis

Befeuchterlunge

Definition, Krankheitsursache

Die Befeuchterlunge, eine Form der exogen-allergischen Alveolitis, wird durch Verunreinigungen in Wasserproben von Klimaanlagen und Luftbefeuchtern hervorgerufen. Das krankheitsauslösende Agens ist umstritten und offensichtlich uneinheitlich (Banazak et al., 1970; Edwards et al., 1976; Rylander et al., 1978; Ganier et al., 1980; Reed et al., 1983). Die an wenigen gesicherten Erkrankungsfällen erhobenen, sehr heterogenen mikrobiologischen und immunologischen Befunde, erlauben bisher kaum definitive Rückschlüsse. Befeuchterwasser von Betrieben, in denen Erkrankungsfälle aufgetreten waren, enthielt z. T. mikrobielle Verunreinigungen, insbesondere thermophile Actinomyceten, aber auch Algen, Flavo-Bakterien, Aspergillen. In anderen Proben waren keine Keime nachzuweisen. In einigen Fällen fand sich reichlich Zellulose in der Umgebung (Edwards, 1980). Es wird vermutet, daß diese ein geeignetes Nährmedium für bestimmte Mikroorganismen abgibt. Unsere Absicht war, Informationen über Herkunft, Art und Anzahl der krankheitsauslösenden Antigene in unserem Patientengut zu gewinnen.

Kollektivbeschreibung

In den Jahren 1978 bis 1984 untersuchten wir sieben männliche Probanden mit der abschließenden Diagnose einer akuten (Fälle 2, 3, 5–7) bzw. chronischen Verlaufsform (Fälle 1, 4) der Befeuchterlunge. Sechsmal handelte es sich um Beschäftigte in Druckereien, in denen Luftbefeuchter oder Klimaanlagen ständig in Betrieb waren (s. Abb. 8 a, b), um günstige Papiereigenschaften für den Druckvorgang zu gewährleisten. Bei einem Probanden waren derartige Gesundheitsstörungen in Wohnräumen während des Einsatzes eines Ultraschallverneblers wiederholt aufgetreten. Vier dieser Patienten hatten aufgrund von Krankheitssymptomen unsere Poliklinik aufgesucht; drei Personen waren uns von der zuständigen Berufsgenossenschaft zur Begutachtung zugewiesen worden.

Klinische Untersuchungen

Die Tabellen 2 a–d geben die anamnestischen Daten und klinischen Befunde wieder. Im Vordergrund der Beschwerden standen akute Krankheitserscheinungen wie Dyspnoe, Schüttelfrost, Fieber, trockener Husten, allgemeines Krankheitsgefühl,

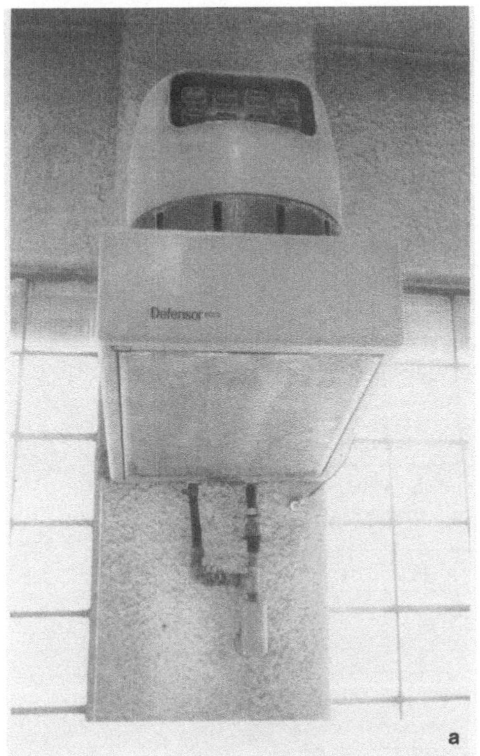
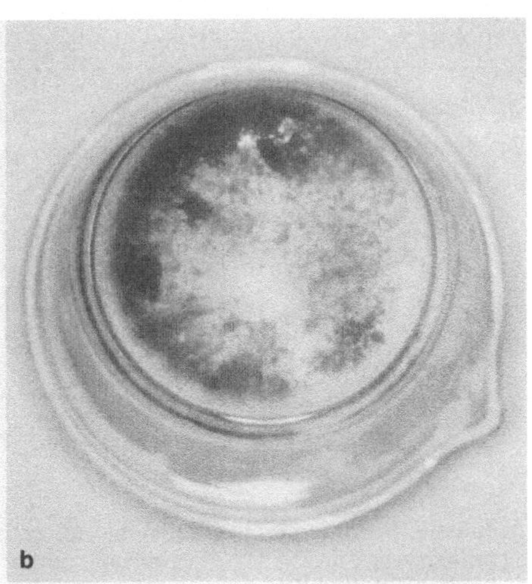

Abb. 8 a, b. *Links:* älterer, in Druckereien eingesetzter Luftbefeuchter (Aufnahme am Arbeitsplatz von Patient Nr. 6). *In Bildmitte* Wasservorratsgefäß. *Rechts:* stark verschmutzte Wasserprobe aus dem Vorratsgefäß dieses Luftbefeuchters. Mikrobiologisch Nachweis zahlreicher Schimmelpilze und Bakterien

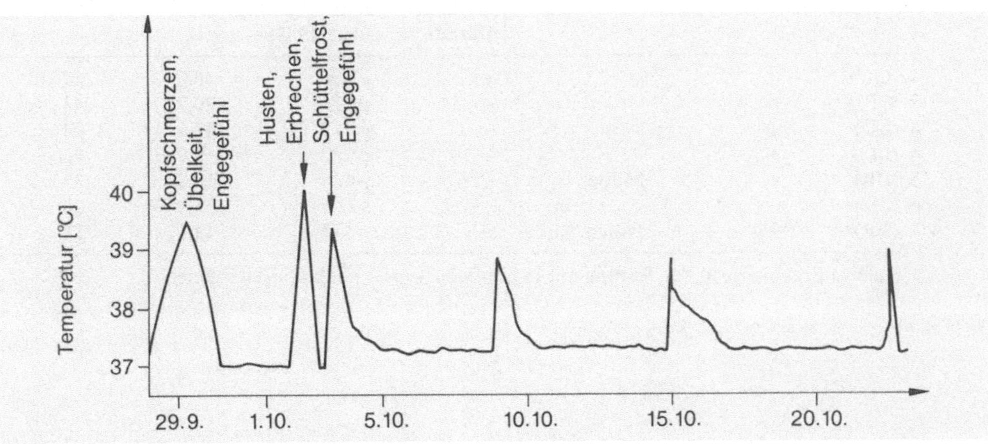

Abb. 9. Rezidivierende Fieberschübe und akute Allgemeinsymptome eines Patienten mit Befeuchterlunge (Patient Nr. 7)

Tabelle 2 a. Patienten mit Befeuchterlunge: Anamnestische Daten

Pat.	Alter	Geschl.	LB/KL	Exposition[a]		beschwerde-freie Latenz-zeit (J)	Raucher
				Ort	Dauer (J)		
1 (GK)	33	m	LB, TKL	Druckerei	13	1–2	–
2 (SF)	41	m	LB	Druckerei	8	7	–
3 (SD)	32	m	LB	Druckerei	2	1/3	+
4 (BG)	57	m	LB	Druckerei	10	5	–
5 (BR)	24	m	LB, KL	Druckerei	1/2	1/3	+
6 (SH)	55	m	LB	Druckerei	14	10	–
7 (ER)	44	m	US	Wohnung	1/2	1/10	–

[a] LB = Luftbefeuchter; KL = Klimaanlage; TKL = Teilklimaanlage; US = Ultraschallvernebler

Tabelle 2 b. Patienten mit Befeuchterlunge: Klinische Befunde

akute Symptomatik			chronische Symptomatik	Belastungs-dyspnoe
Pat.	Fieber	Pneumonien		
1 (GK)	–	(+)	+	+
2 (SF)	+	–	–	–
3 (SD)	+	(+)	–	–
4 (BG)	–	–	+	+
5 (BR)	+	–	–	–
6 (SH)	+	–	–	(+)
7 (ER)	+	+	–	–

Tabelle 2 c. Patienten mit Befeuchterlunge: Auskultationsbefund, Allergie-Hauttest, Rö.-Thorax und Laborwerte

Patient	feuchte RGs	Hauttest[a] (Prick)	Röntgenbefund		Gesamt-IgG (g/l)	Gesamt-IgE (U/l)
			passagere pneumon. Infiltrate	ILO-Klassifi-kation (Bohlig et al. 1981)		
1 (GK)	+	–	(+)	t 3/3	30,0	227
2 (SF)	+	–	–	ps 1/2	20,2	243
3 (SD)	+	–	–	p 1/2	12,6	24
4 (BG)	+	–	–	p 2/2	9,9	23
5 (BR)	+	Milbe	–	p 1/1	10,8	37
6 (SH)	+	–	–	s 2/2	33,4	20
7 (ER)	+	Pollen, Milbe	+	p 1/1	13,1	221

[a] Positive Ergebnisse in der Testung mit 18 häufigen Typ-I-Inhalationsallergenen

Tabelle 2 d. Patienten mit Befeuchterlunge: Lungenfunktionsprüfung

Pat.	restr. Ventilationsstörung (VK % des Solls)[a]	Diffusionsstörung (% des Solls)	Blutgase (paO$_2$ mmHg) Ruhe	Belast.	Raw[b] (cmH$_2$O × s/l)
1 (GK)	37	41	84	56	2,8
2 (SF)	128	106	78	86	1,3
3 (SD)	117	n. d.	85	92	1,2
4 (BG)	80	48	70	64	1,7
5 (BR)	115	100	100	108	2,8
6 (SH)[c]	45	59	61	n. d.	1,6
7 (ER)	123	123	82	n. d.	1,2

[a] Normbereich: > 80%
[b] Normbereich: < 3
[c] zusätzliche Diagnose: spinale Muskelatrophie

Tabelle 2 e. Patienten mit Befeuchterlunge: Doppelimmundiffusion

Pat.	Wasserextrakte[a] Betr. eigen	GK	Aureobasidium pullulans	Alternaria tenuis	Micropolyspora faeni	Thermopolyspora polyspora	Thermoactinomyces vulgaris	Aspergillus fumigatus	Sonstige
1 (GK)	+	+	+	+	−	−	−	(+)	−
2 (SF)	+	+	−	+	−	−	−	+	−
3 (SD)	−	+	−	−	−	−	−	+	−
4 (BG)	−	+	−	−	−	−	−	−	−
5 (BR)	−	−	−	−	−	−	−	−	−
6 (SH)	+	+	+	+	−	−	−	−	+ (Aspergillus niger)
7 (ER)	+	+	+	+	+	−	−	−	−
Anzahl positiver Befunde	4	6	3	4	1	0	0	2	1

[a] Es wurden die Extrakte aus Wasserproben der jeweils betriebseigenen Luftbefeuchter/Klimaanlagen (Betr.eigen) und der Extrakt GK eingesetzt.

Tabelle 3. Inhalativer Provokationstest mit 2 ml Wasser aus der Klimaanlage (Pat. Nr. 1)

Meßwert	vor Provokation	Max. Abweichung nach Provokation (Std. nach Inhalation)	26 h nach Provokation
VK (l)	2,00	1,55 (10 h)	1,90
FEV$_1$ (l)	1,75	1,35 (10 h)	1,46
R$_{aw}$ $\frac{cmH_2O \cdot s}{l}$	1,9	3,1 (5 h)	1,0
Körpertemperatur (oral) (°C)	37,1	39,4 (10 h)	36,5
Leukozyten $\frac{(\times 1000)}{mm^3}$ (im periph. Blut)	7,9	17,8 (10 h)	15,6

Gliederschmerzen, Übelkeit (s.a. Abb.9); zwei Probanden gaben jedoch ausschließlich eine chronisch uncharakteristische Symptomatik und Belastungsdyspnoe an (Tabelle 2b). Feuchte Rasselgeräusche, überwiegend über der Lungenbasis, waren in allen Fällen mindestens einmal zu erheben. Im Röntgen-Thoraxbild imponierten einmal sichere, einmal fragliche pneumonische Infiltrate, in drei Fällen eine persistierende interstitielle Zeichnungsvermehrung der Lunge. Je drei Probanden wiesen eine Erhöhung des Gesamt-IgE und des Gesamt-IgG auf (Tabelle 2c). Signifikante Einschränkungen der Lungenfunktion (restriktive Ventilationsstörung, Diffusionsstörung, Hypoxämie) bei gleichzeitiger interstieller Vermehrung der Lungenzeichnung waren in den Fällen 1, 4 und 6 zu beobachten; bei letzterem Patient dürfte allerdings die Abweichung der Lungenfunktionswerte z.T. durch die gleichzeitig vorliegende spinale Muskelatrophie bedingt sein (Tab.2d).

Mit Wasserproben der am Arbeitsplatz bzw. in der Wohnung installierten Luftbefeuchtungsanlagen (s.a. Abb.8b) durchgeführte Expositionstestungen, die in zwei Fällen vorgenommen wurden (Patient-Nr. 1, 3), hatte die für eine exogen-allergische Alveolitis typischen pulmonalen und systemischen Reaktionen zur Folge (Baur et al., 1982b; s.a. Beispiel in Tabelle 3).

Mikrobiologische Untersuchungen von Wasserproben der Klimaanlagen bzw. Luftbefeuchter

In den vier untersuchten Wasserproben aus Klimaanlagen (Fälle 1, 2 3 und 7) konnte jeweils eine Vielzahl von Mikroorganismen nachgewiesen werden: verschiedene saprophytäre Schimmelpilze (u.a. Cladosporien, Fusarium, Aspergillen), Keime der Pseudomonas-Gruppe, gram-positive Sporenbildner (z.B. Bacillus-Spezies), Mikrokokken, Staphylococcus albus, Gaffkya, Enterobacteriaceae (u.a. Citrobacter). (Wir danken Herrn Prof. Dr. J. Beckert, Max-von-Pettenkofer-Institut der Universität München, für die Durchführung eines Großteils dieser Untersuchungen). Die Zahl der koloniebildenden Keime betrug auf DGHM-Nährboden bis zu $10^6/cm^3$.

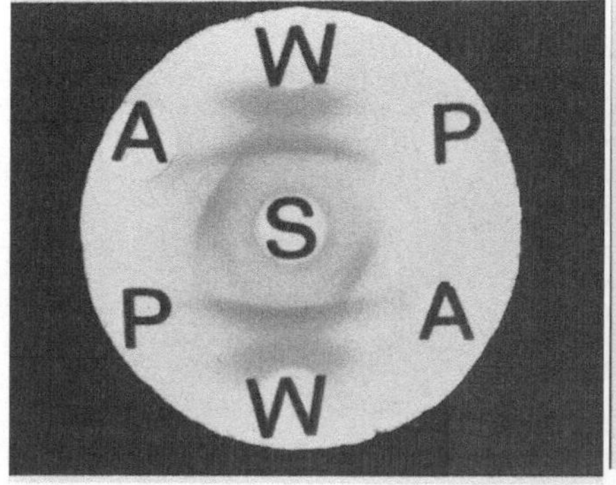

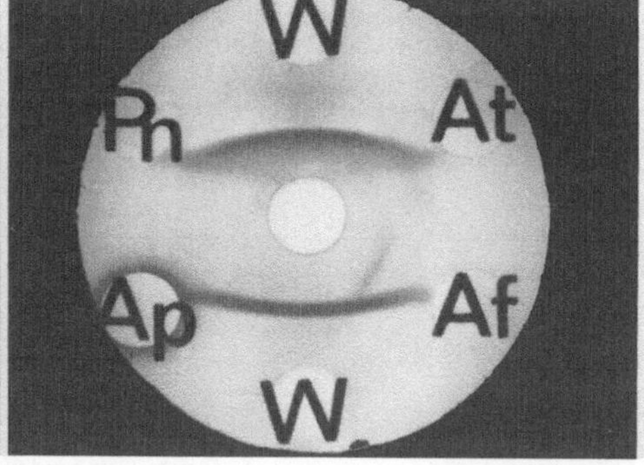

Abb.10. Doppelimmundiffusion im Agarosegel unter Verwendung von Wasserproben betriebseigener Klimaanlagen. In die zentralen Stanzlöcher wurde Patientenserum aufgetragen, *links* Serum Nr.1, *rechts* Serum Nr.2. *W* Extrakt aus der jeweiligen betriebseigenen Klimaanlage (Konzentration 30 mg/ml); *A* bzw. *At* Alternaria tenuis; *Af* Aspergillus fumigatus; *P* bzw. *Ap* Aureobasidium pullulans; *Pn* Penicillium notatum

Immunologische Befunde

Die von uns hergestellten Extrakte der z. T. stark verunreinigten Wasserproben aus den sieben betriebseigenen Klimaanlagen/Luftbefeuchtern lieferten in der Doppelimmundiffusion unter Verwendung der entsprechenden Patientenseren in vier Fällen positive Ergebnisse (Tabelle 2e; Abb. 10). Dagegen waren mit dem Antigen-reichen Extrakt GK sechsmal Präzipitationslinien zu erhalten. Die negativen Befunde in der homologen Testung sind vermutlich auf die Entnahme von nicht repräsentativen Wasserproben zurückzuführen; so standen uns in den Fällen 3, 4 und 5 völlig klare, offensichtlich erst kurz zuvor den Luftbefeuchtern zugefügte Proben zur Verfügung (Tabelle 2e). Von den kommerziell erhältlichen mikrobiellen Extrakten fielen Alternaria tenuis und Aureobasidium pullulans, gelegentlich auch Aspergillus fumigatus positiv aus, während mit thermophilen Actinomyceten nur einmal Präzipitationslinien erhalten wurden.

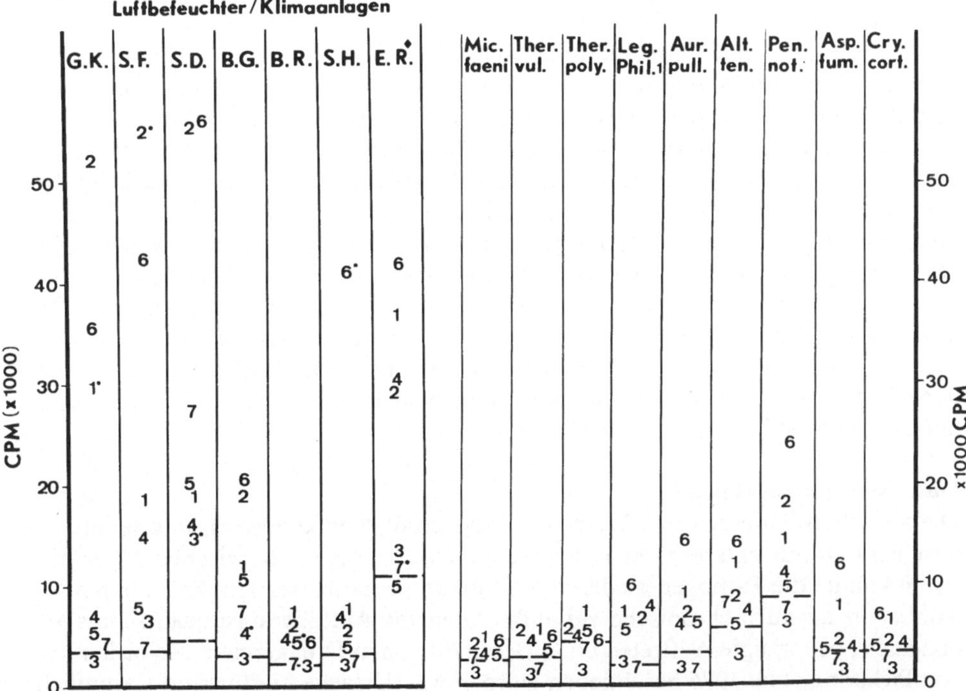

Abb. 11. IgG-Antikörper-Titer von Patienten mit Befeuchterlunge, nachgewiesen im PA-RAST. Die Extrakte in der linken Abb. wurden aus Wasserproben der an den Arbeitsplätzen bzw. in der Wohnung installierten Luftbefeuchter/Klimaanlagen selbst hergestellt.
Antigen-Extrakte der rechten Abb.: Mikrobielle Extrakte von Micropolyspora faeni, Thermoactinomyces vulgaris, Thermopolyspora polyspora, Legionella pneumophila Serogruppe Philadelphia 1, Aureobasidium pullulans, Alternaria tenuis, Penicillium notatum, Aspergillus fumigatus und Cryptostroma corticale (Legionella pneumophila-Extrakt von Dr. Dr. Ehret, Max-von-Pettenkofer-Institut, Außenstelle Klinikum Großhadern (Prof. Dr. G. Ruckdeschel; Direktor: Prof. Dr. F. Deinhardt) der Universität München; alle anderen Fa. Hal, Düsseldorf).
Die Zahlen 1–7 entsprechen den in Tabelle 2 aufgelisteten Patienten und repräsentieren die mit dem jeweiligen Extrakt erhaltene Antikörper-Aktivität. Die gestrichelten Linien entsprechen jeweils 2 RU (= zweifacher Wert des Poolserums von zehn gesunden Kontrollpersonen)

Im PA-RAST ist das Vorhandensein spezifischer IgG-Antikörper durch quantitative Daten zu bestätigen. Die Mehrzahl der Patienten besitzt Antikörper gegen Antigen-wirksame Bestandteile aller Wasserproben-Extrakte; eine Abweichung stellen die Seren 3 und 7 dar. Auffallend sind die im allgemeinen hohen Antikörper-Titer der Serumproben im homologen Testansatz (Abb. 11). Die Extrakte SD, BG und BR enthalten offensichtlich nur geringe Antigenmengen; dies korreliert mit den oben dargestellten negativen Befunden in der Doppelimmundiffusion. In den Untersuchungen mit verschiedenen mikrobiellen Extrakten weisen die Patienten 1, 2, 4, 5 und 6 in jedem Fall Antikörper-Titer von mehr als zwei RAST-Units (RU) auf; Patient Nr. 3 erreicht diesen Grenzwert in keinem Fall, Patient Nr. 7 nur mit Micropolyspora faeni und Alternaria tenuis. Hervorzuheben sind die im Vergleich zum Kontrollkollektiv häufig deutlich erhöhten Werte (> 4 RU) bei Legionella pneumophila, Aureobasidium pullulans, vereinzelt auch bei Alternaria tenuis, Penicillium notatum und Aspergillus fumigatus.

Die Korrelation mit den Befunden der Doppelimmundiffusion ist insgesamt zufriedenstellend.

Der mit mehreren Extrakten unternommene Versuch, mittels Immunoblot die Antigen-wirksamen Komponenten der Wasserproben voneinander zu trennen und bezüglich ihres Molekulargewichts grob zu charakterisieren, schlug fehl.

In der 2-dimensionalen Immunelektrophorese erhält man unter Verwendung des Extrakts aus der Wasserprobe GK von Patient zu Patient unterschiedliche Reaktionsmuster, d. h. die Antikörper liegen in unterschiedlicher Konzentration vor und sind z. T. gegen verschiedene Antigene der Wasserprobe gerichtet (Abb. 12a, b). Die Testung eines anderen Extrakts bzw. eines Mischextrakts mit verschiedenen Seren zeigt, daß die Anzahl der von menschlichen IgG-Antikörpern erkannten Antigene variiert (Abb. 12c, d, e). Die mit Serum Nr. 1 zusätzlich vorgenommene Untersuchung von Alternaria tenuis ergibt etwa zehn Präzipitationslinien, die z. T. an derselben Stelle liegen wie präzipitierte Antigene der Wasserprobe dieses Patienten und somit partiell identisch sein dürften.

Diskussion der Ergebnisse

Die an sieben Patienten mit Befeuchterlunge erhobenen klinischen und laborchemischen Befunde entsprechen anderen Formen der exogen-allergischen Alveolitis. Somit konnte die Pathogenese dieser Erkrankung erhärtet werden. Es kommen sowohl akute als auch chronische Verlaufsformen vor. Auffallend ist das von uns beobachtete, bevorzugte Auftreten unter Beschäftigten in Druckereien, das bisher nur von Pickering et al. 1976 beschrieben worden war. Ursache hierfür sind vermutlich die dort vorliegenden günstigen Wachstumsbedingungen für bestimmte Mikroorganismen aufgrund des reichlich vorhandenen zellulose- und stärkehaltigen Staubs. Maismehl dient zur Bestäubung von frisch gedruckten Papierbögen. Mittels der Immunoprint-Technik gelang es, eine bisher unbekannte Vielfalt von Antigen-wirksamen Substanzen im Befeuchtungswasser von Klimaanlagen nachzuweisen. Bemerkenswert ist die immunologische Heterogenität verschiedener Wasserproben, ferner das von Patient zu Patient variierende Spektrum der relevanten Immunogene (individueller „Immunoprint"), welches z. T. auf die Exposition gegenüber verschiedenen Substanzen mit und ohne Antigen-Verwandtschaft zurückgeführt werden kann und z. T. Ausdruck der individuellen immunologischen Reaktionsbereitschaft ist.

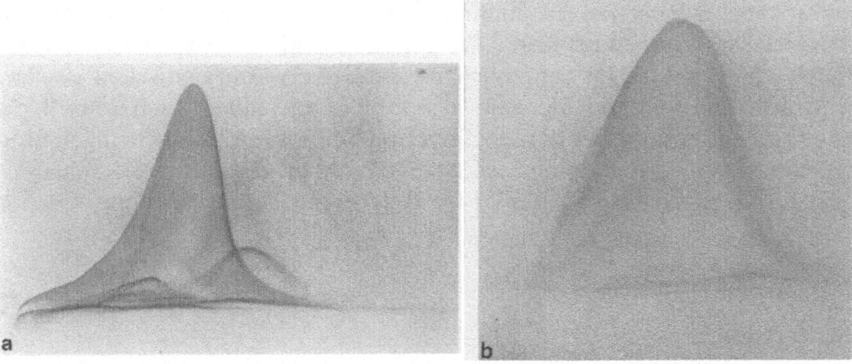

Abb. 12a, b. 2dimensionale Immunelektrophorese unter Verwendung des Extrakts aus der Wasserprobe GK. *Links* homologe Testung mit Serum Nr. 1, *rechts* Testansatz mit Serum Nr. 2. Es lassen sich mehr als 18 bzw. zwölf Präzipitationslinien nachweisen, die Antigen-wirksame Bestandteile darstellen

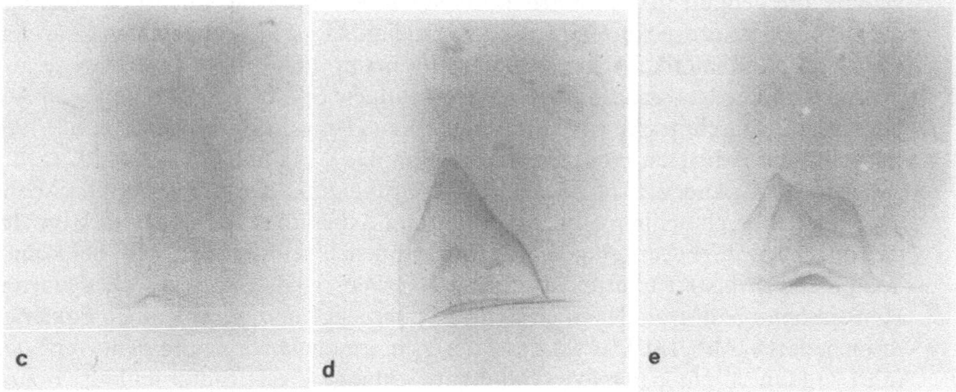

Abb. 12c, d, e. 2dimensionale Immunelektrophorese unter Verwendung des Extrakts aus der Wasserprobe ER *(links)* bzw. eines aus verschiedenen Wasserproben gewonnenen Mischextrakts (SD + BG + SH; *Mitte* und *rechts*). Verwendete Serumproben: *links* Serum Nr. 7 (homologe Testung; schwache Reaktion); *Mitte* Serum Nr. 2; *rechts* Serum Nr. 6

Während es möglich ist, die für die Farmerlunge ursächlichen Antigene überwiegend bestimmten Mikroorganismen (thermophilen Actinomyceten und Aspergillen) zuzuordnen, gelingt dies nicht in gleichem Umfang für die Befeuchterlunge. Die immunologischen und mikrobiologischen Untersuchungsbefunde belegen, daß die erkrankten Personen einer Vielzahl Antigen-wirksamer Verunreinigungen mikrobiellen Ursprungs ausgesetzt waren. In der Mehrzahl der Fälle weisen die positiven Antikörper-Titer auf die pathogenetische Bedeutung von Bestandteilen von Alternaria tenuis, Penicillium notatum, Aureobasidium pullulans und Legionella pneumophila hin.

Anzumerken ist die erheblich erhöhte Gefährdung, an einer Befeuchterlunge zu erkranken, für Personen, die an ihren Arbeitsplätzen ständig klimatisierter und befeuchteter Luft ausgesetzt sind. Dies gilt insbesondere dann, wenn das verwendete Befeuchtungswasser aus betrieblichen Gründen erwärmt und selten ausgewechselt wird. Kürzlich wurden in der Bundesrepublik Deutschland auch unter Berücksichtigung eines Teils der hier dargestellten Ergebnisse die Voraussetzungen für die Anerkennung der Befeuchterlunge als Berufskrankheit geschaffen. Die Entschädigung erfolgt zunächst nach § 551, Abs. 2 der Reichsversicherungsordnung.

Farmerlunge

Definition, Krankheitsursache

Die Farmerlunge ist eine durch Heustaub hervorgerufene exogen-allergische Alveolitis, die gehäuft in regenreichen Gebieten vorkommt, so im Alpenvorland, in der Nähe der Nordseeküste, im Westen Englands und in Seengebieten Skandinaviens und Nordamerikas (Übersicht bei Fruhmann, 1976).

Als Krankheitsursache werden v. a. eingeatmete Sporen von thermophilen Actinomyceten (Durchmesser ca. 1 μm) angesehen (Pepys, 1965; Molina et al., 1966; Barocliff und Arblaster, 1968; De Haller, 1969; De Weck und Bütikofer, 1971; Morgan et al., 1973; Lacey, 1974; Wenzel, 1974; Fruhmann, 1976). Thermophile Actinomyceten und auch Schimmelpilze der Gattung Aspergillus vermehren sich im Heu, das ungenügend gedörrt eingefahren wird und sich selbst erhitzt. Hierbei können Temperaturen bis 80 °C erreicht werden (Nerlich, 1967; Lacey, 1974). Derartiges Heu erscheint häufig an der Oberfläche „schimmelig" und ist mit grauen Bakterienrasen bedeckt (Abb. 13). Das während der Wintermonate vorgenommene Verfüttern führt sodann zu einer massiven Staubentwicklung. Dieser Staub enthält vorzugsweise Sporen thermophiler Actinomyceten (z. T. mehr als eine Milliarde Sporen pro m^3 Luft). Eine exponierte Person kann innerhalb einer Minute mehrere hunderttausend Sporen einatmen (Lacey, 1974).

Unser Ziel war, die klinischen Befunde eines größeren, von uns untersuchten Kollektivs mit gesicherter Farmerlunge zusammenfassend darzustellen und hierbei auf die diagnostische Wertigkeit einzelner Untersuchungsverfahren einzugehen. Ferner sollte herausgefunden werden, auf welche Mikroorganismen diese Erkrankungen in unserer Region zurückgehen. Im Rahmen der Grundlagenforschung war eine orientierende Charakterisierung der Antigen-wirksamen Bestandteile im Heustaub vorgesehen, mit denen die Antikörper der sensibilisierten Personen reagieren.

Kollektivbeschreibung

Die folgenden Darstellungen enthalten die Daten von 30, in unserer Poliklinik eingehend untersuchten Patienten mit gesicherter Farmerlunge: In 24 dieser Fälle wurde die Diagnose durch den mit Heustaub durchgeführten Provokationstest bestätigt, bei den restlichen sechs Personen war aufgrund der typischen Konstellation in der Doppelimmundiffusion, Lungenfunktionsprüfung und Röntgen-Thoraxaufnahme die Diagnose gesichert und wegen fortgeschrittener respiratorischer Insuffi-

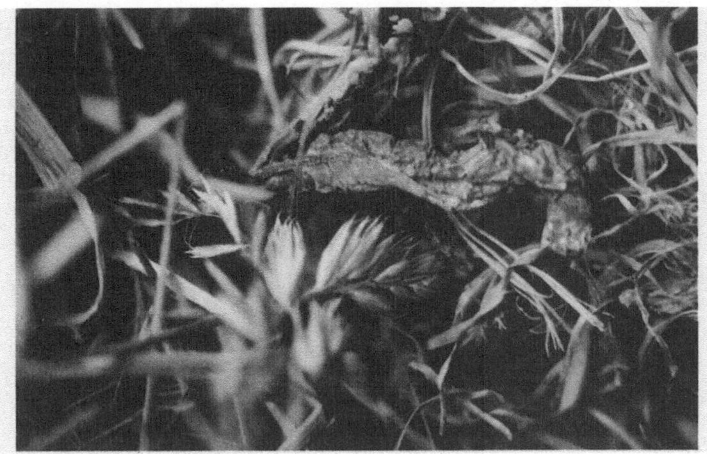

Abb. 13. Vergleich zwischen schimmeligem *(rechts)* und ausreichend gedörrtem Heu *(links)*

zienz auf den Provokationstest verzichtet worden. In die statistische Auswertung sind darüber hinaus die Untersuchungsbefunde von 23 Landwirten aufgenommen, bei denen durch Provokationstestung und zusammenfassende Beurteilung der klinischen Befunde eine Farmerlunge auszuschließen war.

Klinische Untersuchungen

27 der 30 Probanden mit Farmerlunge berichteten über das wiederholte Auftreten akuter, expositionsbezogener Krankheitssymptome wie Husten, Dyspnoe, Frösteln, Fieber, Schüttelfrost, Gliederschmerzen, Müdigkeit, Übelkeit. Die Beschwerden begannen zwischen der zweiten und sechsten Stunde nach Kontakt mit Heustaub und sistierten im allgemeinen nach 8–26 Stunden. 13 Probanden klagten sowohl über derartige akute Reaktionen als auch über chronische Gesundheitsstörungen (Gewichtsabnahme, allgemeine Leistungsminderung und als chronische Bronchitis oder rezidivierende grippale Infekte fehlgedeutete respiratorische und allgemeine Krankheitssymptome). Eine Belastungsdyspnoe als Zeichen einer beginnenden oder bereits fortgeschrittenen respiratorischen Insuffizienz war in 16 Fällen vorhanden (Tabelle 4a).

Die Auskultation der Lunge ergab in Abhängigkeit vom momentanen Beschwerdebild und vom Stadium der Erkrankung bei zwei Drittel der Patienten fein- bis mittelblasige Rasselgeräusche, bevorzugt über den Lungenunterfeldern.

In 20 Erkrankungsfällen zeigte die Röntgen-Thoraxaufnahme eine pathologische Zeichnungsvermehrung der Lunge (Tabelle 4a); bei fünf dieser Probanden war bereits eine fortgeschrittene Lungenfibrose vorhanden (s. a. Abb. 14). Fünfmal bestanden Grenzbefunde bzw. konnten die Veränderungen nicht ausreichend sicher der Diagnose Farmerlunge zugeordnet werden.

Lungenfunktionsprüfungen und Blutgasanalysen lieferten nur zehnmal ausschließlich Normalbefunde (Tabelle 4b). Der Sauerstoffpartialdruck in Ruhe und nach fünfminütiger Belastung wich am häufigsten vom Normwert ab, gefolgt von

Tabelle 4a. 30 Patienten mit Farmerlunge: Anamnese und Röntgen-Thoraxbefunde

	Akute expositions-abhängige Symptomatik	chronische Symptomatik	Belastungs-dyspnoe	Rö.-Thorax: intersti-tielle Zeichnungsver-mehrung (ILO von p 2/1 bis t 3/3)
n	27	13	16	20
%	90	43	53	67

Tabelle 4b. 30 Patienten mit Farmerlunge: Lungenfunktions- und Laborwerte

	VK (% Soll)	DLCO (% Soll)	paO_2 (mmHg) Ruhe	paO_2 (mmHg) 5'Belastung[a]	R_{aw} cmH_2O $\times s/l$	Gesamt-IgG (g/l)	Gesamt-IgE (U/ml)
$\bar{x}$	90,7	81,9	70,3	68,2	1,9	19	98,7
SD	21,6	31,8	12,2	16,1	0,8	6	107,8
patholog. Befunde n	11/30	14/30	16/28	14/25	4/30	17/30	5/30
%	37	47	57	56	13	57	17

[a] In 5 Fällen konnte die Belastung wegen ausgeprägter Ruhehypoxämie nicht durchgeführt werden.

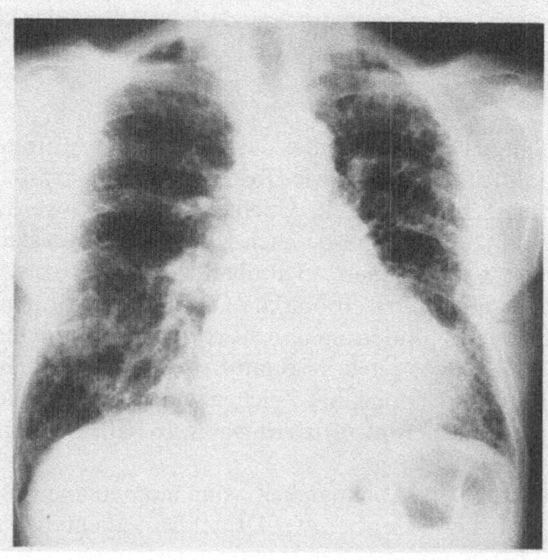

Abb. 14. Röntgen-Thoraxaufnahmen eines 65jährigen Landwirtes, der seit mehr als zwei Jahrzehnten an typischen, expositionsbezogenen Beschwerden im Sinne einer Farmerlunge litt: Endstadium mit schweren fibrotischen und zystischen Lungenveränderungen („honey-comb lung")

einer Einschränkung der Diffusionskapazität und der Vitalkapazität. Erwartungsgemäß lag der Atemwegwiderstand in der überwiegenden Zahl der Fälle im Normbereich (Tabelle 4b).

Eine Erhöhung des Gesamt-IgG wiesen 17 Patienten auf (bis max. 34 g/l), demgegenüber lagen Gesamt-IgE (Tabelle 4b), Gesamt-IgM und Gesamt-IgA meist im Normbereich (König, Baur et al., 1985).

Die mit patienteneigenen Heuproben durchgeführten inhalativen Provokationstests (n = 24; s.a. Beispiel in Abb. 15a–c) bewirkten folgende Veränderungen ($\bar{x} \pm$ SD): Abfall der Diffusionskapazität $33 \pm 15\%$, Abfall der Vitalkapazität $26 \pm 15\%$, Abfall der absoluten Einsekundenkapazität $22 \pm 16\%$, Anstieg des Atemwegwiderstands $1,3 \pm 1,9\,\mathrm{cmH_2O} \times \mathrm{s/l}$, Erhöhung der Körpertemperatur $1,6 \pm 0,9\,°\mathrm{C}$, Anstieg der Leukozyten $6700 \pm 3200\,\mathrm{mm^3}$. Unter den Lungenfunktionsparametern zeigt also die Diffusionskapazität den größten Abfall und weist zusätzlich am häufigsten, nämlich in 95% der Fälle, eine signifikante Verminderung auf.

Tabelle 5a. Doppelimmundiffusion: Prozentualer Anteil positiver Befunde bei Patienten mit Farmerlunge und Landwirten ohne Farmerlunge

Probanden	Antigen-Extrakte							
	Heu	Micropolyspora faeni	Thermopolyspora polyspora	Thermoactinomyces vulgaris	Aspergillus fumigatus	Aspergillus terreus	Aureobasidium pullulans	Alternaria tenuis
mit Farmerlunge (n = 30)	83	33	37	17	43	23	20	17
ohne Farmerlunge (n = 23)	74	4	13	0	26	9	4	0

Tabelle 5b. Ergebnisse des PA-RAST: Prozentualer Anteil positiver Befunde bei Patienten mit Farmerlunge und Landwirten ohne Farmerlunge

Probanden	Antigen-Extrakte							
	Heu	Micropolyspora faeni	Thermopolyspora polyspora	Thermoactinomyces vulgaris	Aspergillus fumigatus	Aspergillus terreus	Aureobasidium pullulans	Alternaria tenuis
mit Farmerlunge (n = 30)	57	63	63	50	67	67	60	50
ohne Farmerlunge (n = 23)	0	17	17	9	13	9	9	4

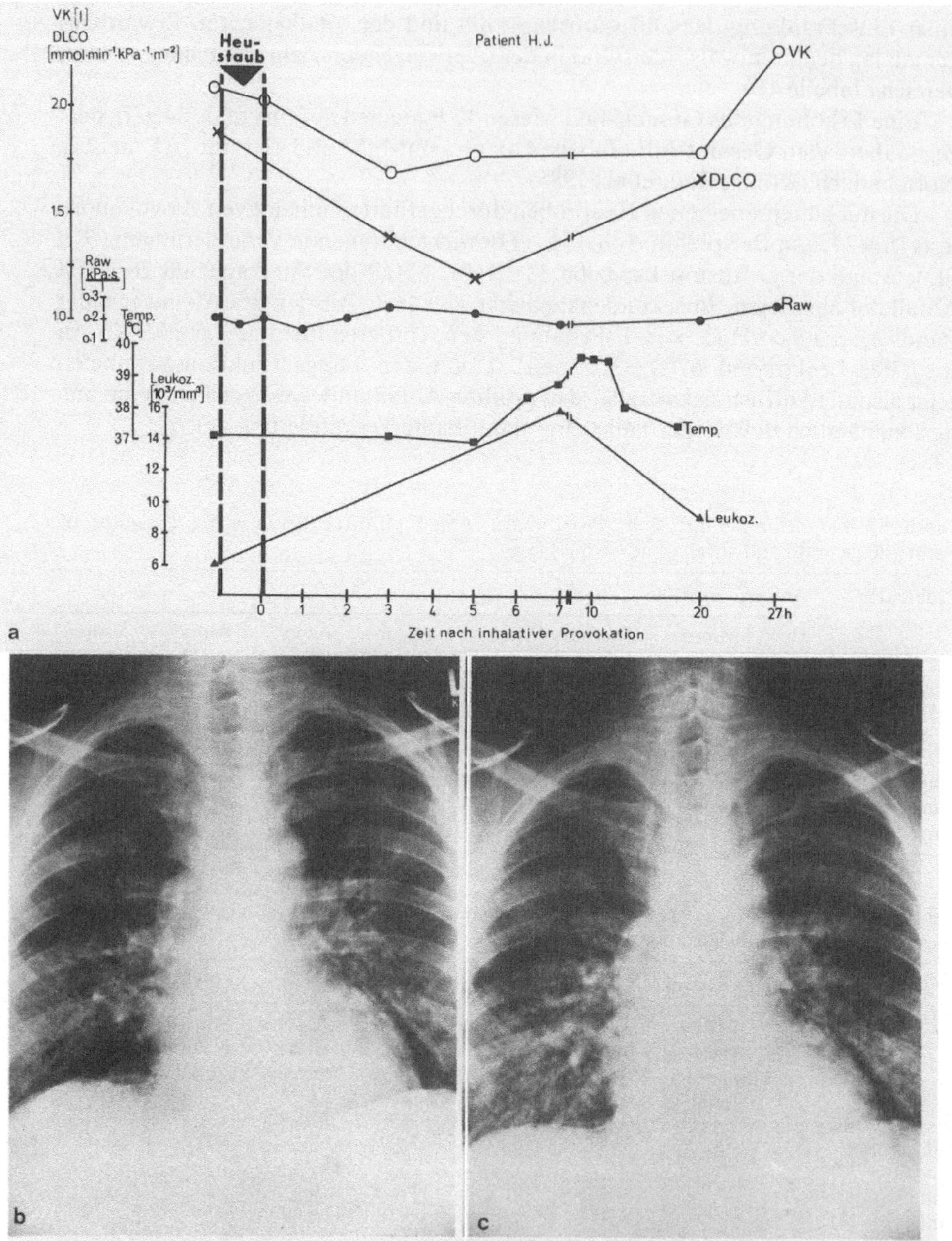

Abb. 15a, c. Expositionstest mit patienteneigenem Heu; Änderung der Lungenfunktionsparameter, Körpertemperatur und Leukozytenzahl im peripheren Blut nach 60 Minuten Exposition (**a**); Röntgenaufnahme des Thorax vor (**b**) und sechs Stunden nach Heustaubexposition mit neu aufgetretenen fleckförmigen Verschattungen in den Lungenunterfeldern (**c**)

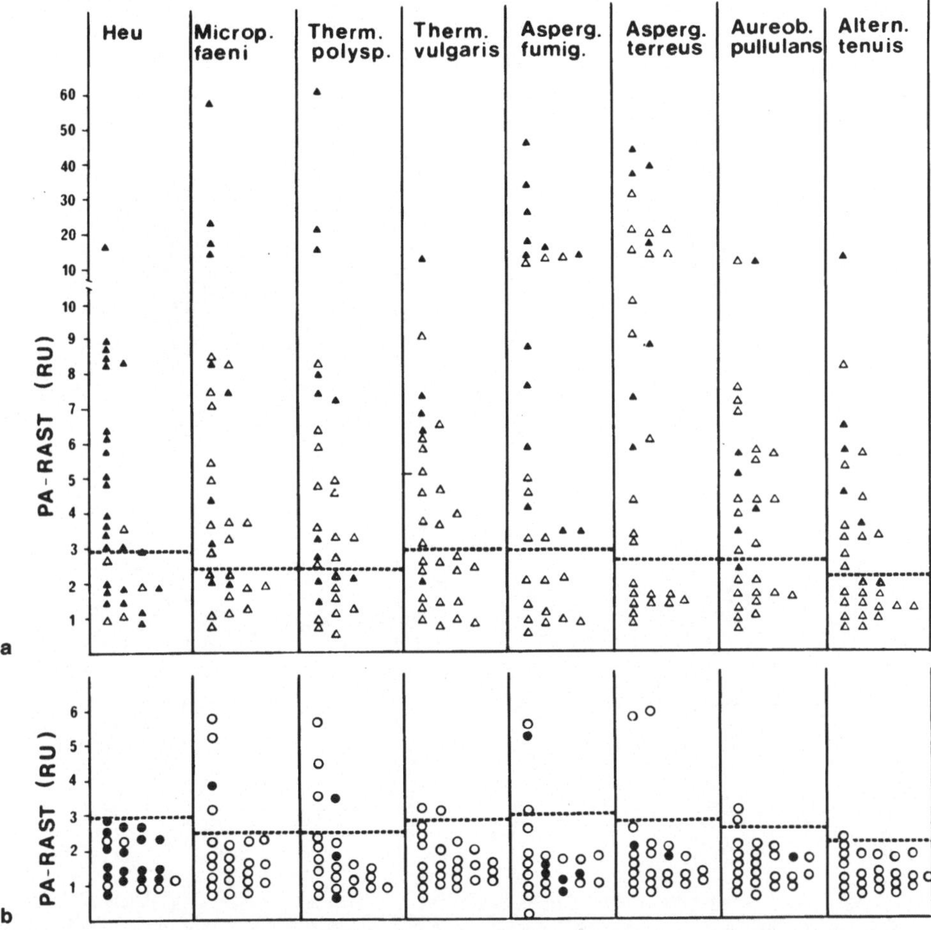

Abb. 16a, b. IgG-Antikörper-Titer von 30 Patienten mit Farmerlunge (a) und 23 Landwirten ohne Farmerlunge (b), nachgewiesen im PA-RAST.

▲ = Patienten mit Farmerlunge, Doppelimmundiffusions-Test positiv; △ = Patienten mit Farmerlunge, Doppelimmundiffusions-Test negativ; ● = Patienten ohne Farmerlunge, Doppelimmundiffusions-Test positiv; ○ = Patienten ohne Farmerlunge, Doppelimmundiffusions-Test negativ.
Antigen-Extrakte (Fa. Hal, Düsseldorf): Heu, Micropolyspora faeni, Thermopolyspora polyspora, Thermoactinomyces vulgaris, Aspergillus fumigatus, Aspergillus terreus, Aureobasidium pullulans und Alternaria tenuis.
Die gestrichelten Linien geben die Positiv-Negativ-Grenzen an, die für jeden Extrakt durch ein graphisches Näherungsverfahren so festgelegt wurden, daß die Summe der „falsch-positiven" und „falsch-negativen" Befunde am kleinsten war

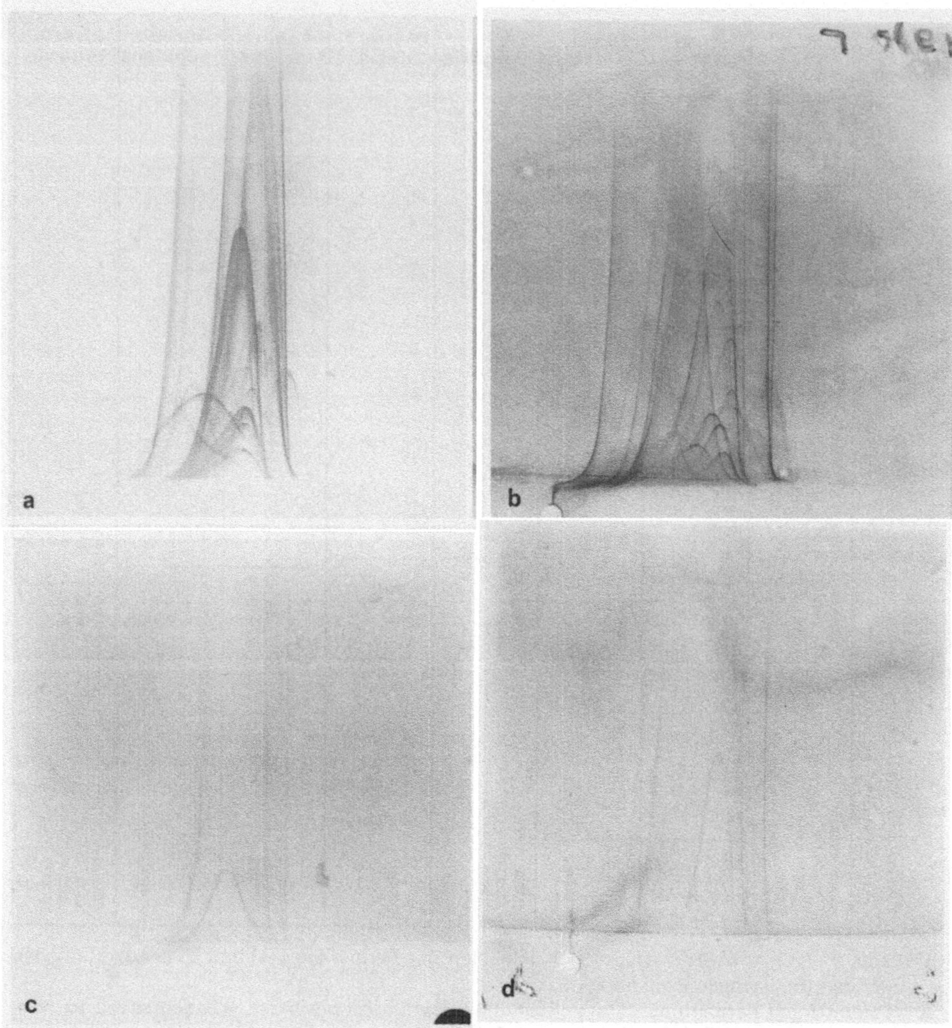

Abb. 17 a–d. Zdimensionale Immunelektrophorese mit Extrakt von Micropolyspora faeni: Reaktionsmuster einiger Patienten mit Farmerlunge im Vergleich zu Kaninchen-Antiserum (homologe Testung; a). Es wurden die Seren der Patienten Nr. 2 (**b**), Nr. 8 (**c**) und Nr. 1 (**d**) eingesetzt (s. a. Immunoblot-Darstellung in Abb. 20

Immunologische Befunde

Doppelimmundiffusion und PA-RAST. Die Ergebnisse der Doppelimmundiffusion zeigen, daß 47% der Personen mit gesicherter Farmerlunge präzipitierende Antikörper gegen Bestandteile von mindestens einer Spezies der thermophilen Actinomyceten besitzen; die Extrakte der beiden nahe verwandten Arten Micropolyspora faeni und Thermopolyspora polyspora ergeben weitgehend identische Befunde, während der Extrakt von Thermoactinomyces vulgaris wesentlich seltener positive

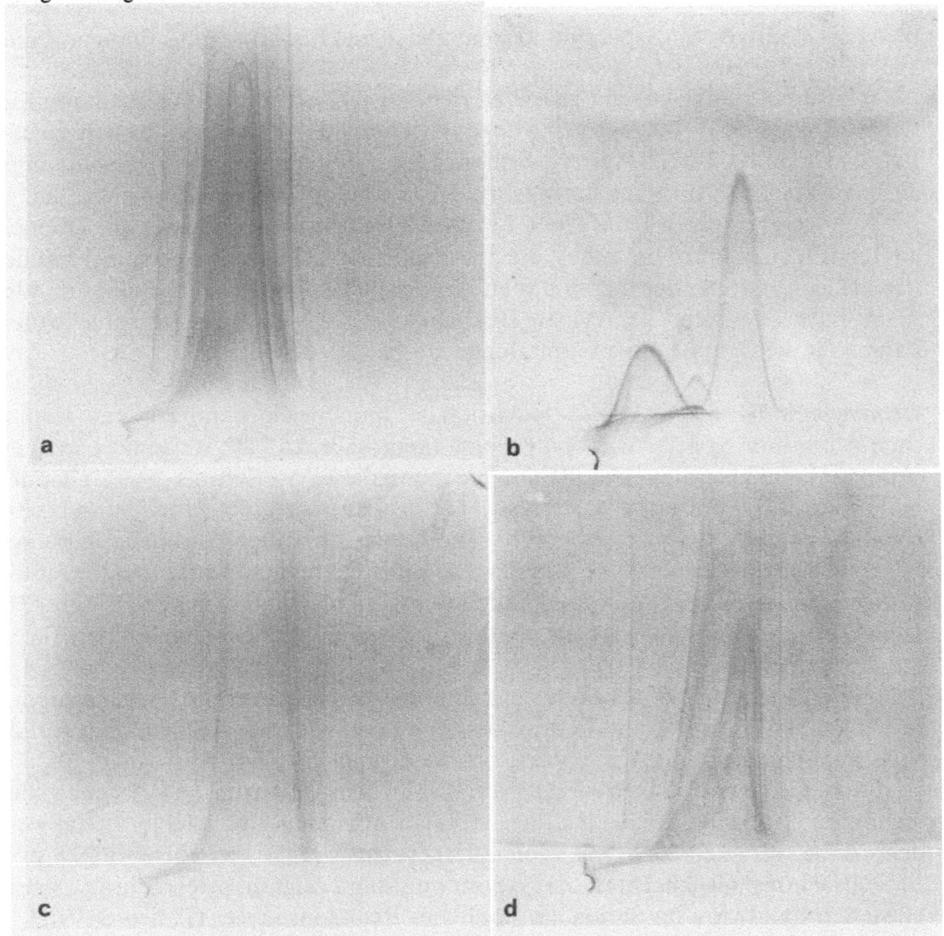

Abb. 18a–d. 2dimensionale Immunelektrophorese mit Extrakt von Thermopolyspora polyspora: Reaktionsmuster einiger Patienten mit Farmerlunge im Vergleich zu Kaninchen-Antiserum gegen Micropolyspora faeni (heterologe Testung; a). Es wurden die Seren der Patienten Nr. 2 (**b**), Nr. 8 (**c**) und Nr. 7 (**d**) eingesetzt (s. a. Immunoblot-Darstellung in Abb. 21

Ergebnisse liefert (Tabelle 5a). Gegen Antigene von Aspergillen sind in 43% dieser Fälle, gegen jene von Aureobasidium pullulans und Alternaria tenuis deutlich seltener präzipitierende Antikörper vorhanden. Der kommerzielle Heuextrakt liefert auffallenderweise bei 83% der Patienten mit Farmerlunge positive Resultate, anderseits aber auch in 74% der Fälle ohne Farmerlunge. Von der letzteren Probandengruppe zeigen außerdem 26% Antikörper gegen Bestandteile von Aspergillus fumigatus (Tabelle 5a). Der PA-RAST erweist sich als die sensitivere Methode, aber nur, wenn kein kommerzieller Heuextrakt verwendet wird (Tabelle 5b). Im Vergleich zur Doppelimmundiffusion steigt im erkrankten Kollektiv der Anteil der Seren mit signifikant positivem Ergebnis um 23–44%. Gegenüber dem ersteren Verfahren ist die Spezifität dieser Methode für Micropolyspora faeni, Thermopolyspora polyspora, Thermoactinomyces vulgaris, Aureobasidium pullulans und Alternaria tenuis niedriger, für Aspergillus terreus gleich und für Aspergillus fumigatus und Heu höher; für Heu beträgt sie sogar 100%.

Wie Abb. 16 zeigt, besteht zwischen den Ergebnissen der Doppelimmundiffusion und jenen des PA-RAST keine enge Beziehung: Es finden sich für nahezu alle Extrakte hohe PA-RAST-Werte, die mit negativen Ergebnissen der Doppelimmundiffusion assoziiert sind; die umgekehrte Konstellation ist ebenfalls anzutreffen.

Von den erkrankten Landwirten besitzen 23% Antikörper, die mit der Doppelimmundiffusion, und 57% solche, die mit dem PA-RAST sowohl gegenüber mindestens einem Vertreter der thermophilen Actinomyceten als auch gegenüber mindestens einem Vertreter der Aspergillen nachweisbar sind. Die entsprechenden Zahlen für die Gruppe ohne Farmerlunge lauten 13% bzw. 10%.

Immunoprint-Techniken. Die 2-dimensionale Immunelektrophorese mit Kaninchen-Antiserum gegen Micropolyspora faeni läßt ca. 30 Antigene erkennen (Abb. 17 a), die heterologe Paralleluntersuchung dieses Antiserums gegen Thermopolyspora polyspora etwa 20 Antigene (Abb. 18 a). Aspergillus fumigatus besitzt ebenfalls über 25 Antigene (Abb. 19 a). Die Seren von Patienten mit Farmerlunge zeigen teils ein ähnliches Spektrum der von präzipitierenden Antikörpern erfaßten Antigene (s. Abb. 17 b, 18 d), teils deutlich weniger Präzipitationslinien (s. Abb. 17 c, 18 b, 19 c). Entsprechende Untersuchungen von drei gesunden Landwirten fielen durchwegs negativ aus.

Im Vergleich zur 2-dimensionalen Immunelektrophorese ergibt die Elektrophorese auf SDS-Polyacrylamid-Gradientengel eine annähernd gleichwertige Auflösung der Antigene von Micropolyspora faeni und Thermopolyspora polyspora (vergl. PAGE in Abb. 20 bzw. 21). Mit Kaninchen-Antiserum (AS) können hier mehr als 15 Antigene der beiden thermophilen Actinomyceten nachgewiesen werden; diese verteilen sich im Molekulargewichtsbereich zwischen 16000 und 100000 Daltons. Gegen Thermopolyspora polyspora zeigt die Mehrzahl der sensibilisierten Landwirte im Serum ein ähnliches Reaktionsmuster (Patienten-Nr. 1–5 in Abb. 21) auf, während die Untersuchung eines Probanden (Patient Nr. 6 in Abb. 21) lediglich eine angedeutete Bande bei MW 40000 sowie eine starke, breite Bande bei MW 46000 Daltons ergibt. Bemerkenswerterweise weist letztere Komponente auch mit Seren von drei gesunden Landwirten eine schwache Reaktion auf. Im Immunoblot mit Micropolyspora faeni sind 1–9 Komponenten feststellbar, gegen die erkrankte Landwirte Antikörper besitzen (MW-Bereiche ca. 18000, 28000, 48000–65000 und 96000 Daltons). Das Reaktionsmuster variiert von Patient zu Patient. Gesunde Landwirte zeigen keine eindeutigen Reaktionen auf.

Die Molekulargewichte der relevanten Antigene von Aspergillus fumigatus sind v. a. in den Zonen um 15000, 40000 und 67000 Daltons lokalisiert (letztere wurden zur besseren Vergleichbarkeit mit Befunden anderer Aspergillen-bedingter Erkrankungen auf S. 101 dargestellt).

Hervorzuheben ist das Fehlen von Antigen-aktiven Banden in bestimmten Molekulargewichtsbereichen, obwohl dort – wie die Proteinfärbungen im Anschluß an die PAGE zeigen – Substanzen deponiert sind, so z. B. bei Micropolyspora faeni in den Bereichen 10000–14000 und 40000 Daltons und bei Thermopolyspora polyspora zwischen 10000 und 14000 Daltons.

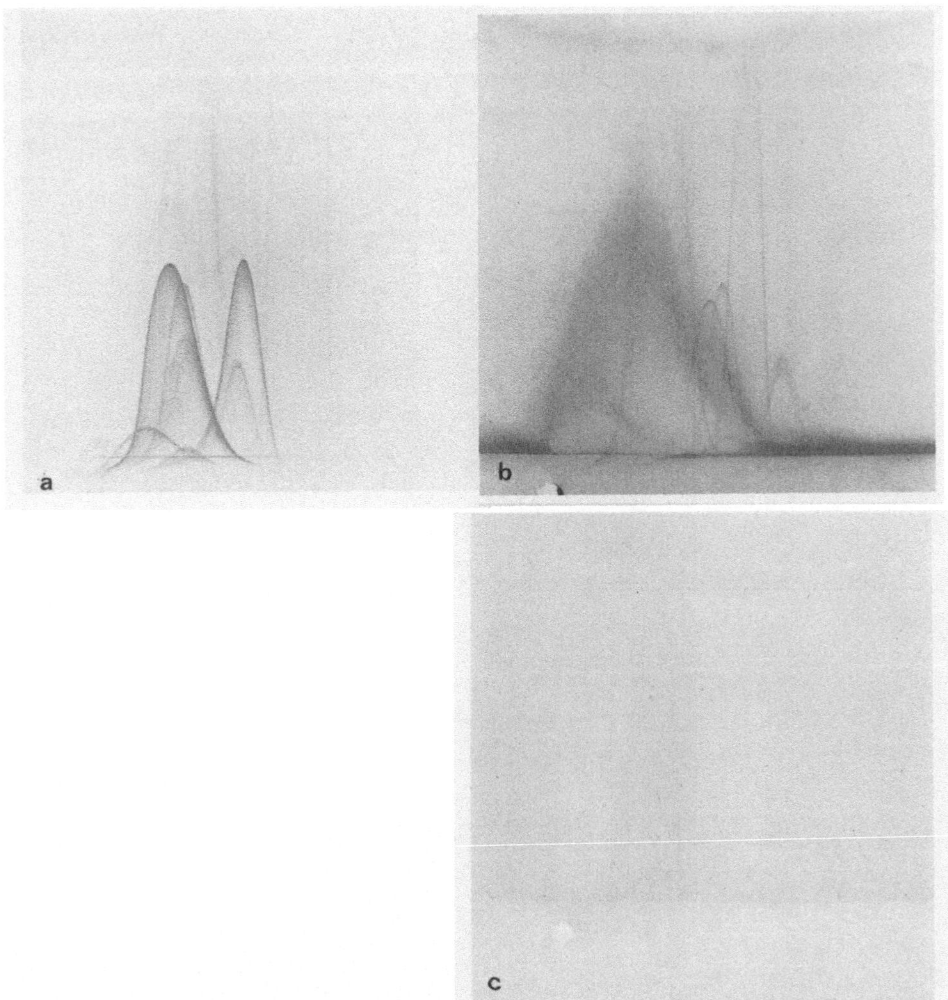

Abb. 19a–c. 2dimensionale Immunelektrophorese mit Extrakt von Aspergillus fumigatus: Reaktionsmuster einiger Patienten mit Farmerlunge im Vergleich zu Kaninchen-Antiserum (a). Es wurden die Seren der Patienten Nr. C 3 (b) und C 11 (c) eingesetzt (s. a. Immunoblot-Darstellung in Abb. 52 d)

Bedeutung des Provokationstests und anderer Untersuchungsverfahren für die Diagnosesicherung der Farmerlunge

Der inhalative Provokationstest mit patienteneigenem Heu, der nach theoretischen Überlegungen nicht falsch-negativ oder falsch-positiv ausfallen sollte, diente als Referenzmethode zur Beurteilung der diagnostischen Wertigkeit anderer Untersuchungsverfahren.

Im folgenden werden die Provokationsergebnisse von 24, an einer Farmerlunge leidenden Patienten, sowie von 34 gesunden Landwirten mit den anderen erhobenen Untersuchungsbefunden (expositionsbezogene Anamnese, Antikörper-Bestim-

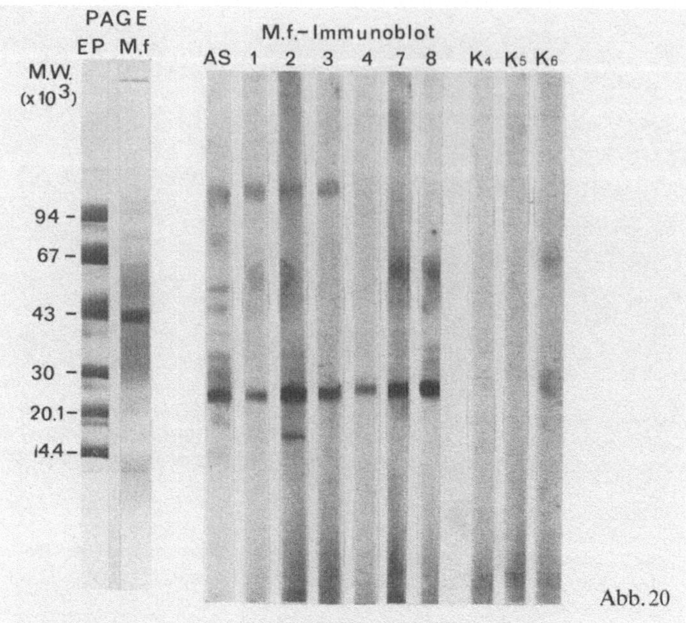

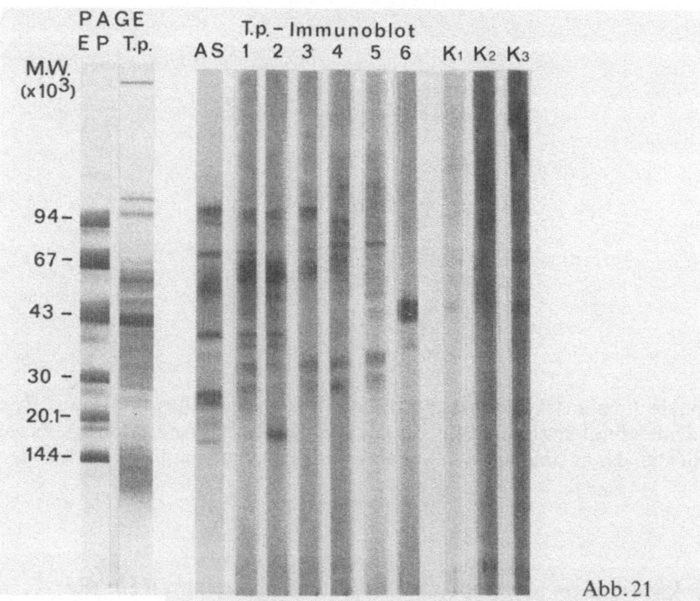

Abb. 20 und 21. Immunoblot mit Extrakt von Micropolyspora faeni (*Mf.;* **Abb. 20**) bzw. Thermopolyspora polyspora (*Tp.;* **Abb. 21**) unter Verwendung von Kaninchen-Antiserum gegen Micropolyspora faeni *(AS),* sowie der Seren von sensibilisierten Landwirten *(Nr. 1–8)* und von gesunden Kontrollpersonen *(K1–K6).* Die Antigene wurden in einem SDS-Polyacrylamid-Gradientengel (PAGE; 5–20%) elektrophoretisch aufgetrennt. Ganz links sind die jeweils parallel untersuchten Eichproteine *(EP)* dargestellt; diese wurden ebenso wie der daneben befindliche Gelstreifen, der den aufgetrennten Antigen-Extrakt enthält, mit Coomassie-Brillant-Blau R-250 gefärbt. Zur Darstellung der IgG-Antikörper-Reaktion wurden die Nitrozellulosestreifen im Anschluß an die Inkubation mit Patientenserum mit [125]J-markiertem Protein A inkubiert

mung in der Doppelimmundiffusion, Diffusionskapazität unter Ruhebedingungen, Röntgen-Thoraxaufnahme) sowohl einzeln als auch in jeder möglichen Kombination verglichen und eine Prüfung auf Signifikanz (Chi^2) vorgenommen.

In jedem Fall war ein statistisch signifikanter Zusammenhang zwischen den einzelnen Untersuchungsgrößen zu sichern ($p < 0,05$). Unter Bezugnahme auf das Resultat des Provokationstests erhielten wir folgende Ergebnisse: Die einzelnen Parameter Anamnese, Antikörper-Bestimmung, Diffusionskapazität, Röntgenbild weisen eine Spezifität von 68%–82% und eine Sensitivität von 46–88% auf (Tabelle 6). Zeigen zwei dieser vier Untersuchungsverfahren positive Ergebnisse, so beträgt für diese Befundkonstellationen die Spezifität 88–100% und die Sensitivität 29–67%. Die entsprechenden Zahlen für drei positive Befunde lauten 97–100% bzw. 25–38%. In dieser Gruppe wird stets eine Spezifität und ein prädiktiver Wert von 100% erreicht, wenn die Anamnese positiv ausfällt. Sind alle vier Untersuchungsverfahren positiv, wird ebenfalls eine Spezifität und ein prädiktiver Wert von 100% erhalten, die Sensitivität beträgt hierbei 21% (Tabelle 6).

Für die Praxis ergibt sich hieraus, daß eine Farmerlunge als gesichert anzusehen ist, wenn eine typische Anamnese, d.h. eine expositionsabhängige pulmonale und systemische Symptomatik vorliegt und mindestens zwei der drei Kriterien erfüllt sind: Antikörper-Nachweis, Diffusionsstörung, retikulo-noduläre Lungenverschattungen. In allen anderen Verdachtsfällen sollte in Hinblick auf die in Erkrankungsfällen dringend erforderlichen therapeutischen Konsequenzen eine weitergehende Abklärung mittels des Provokationstests erfolgen.

Tabelle 6. Diagnostische Verfahren bei Farmerlunge: Spezifität und prädiktiver Wert bei positivem Ausfall von 1–4 Untersuchungsverfahren (Referenzmethode: Inhalativer Antigen-Provokationstest)

Anzahl der Untersuchungsverfahren mit pos. Ergebnis	Anamnese (akute pulm. u. syst. Krankh.-Symptome)	Präzipitierende Antikörper	Lungenfunktion (DLCO↓)	Rö.-Thorax (retikulonodul. Zeichnung; Fibrose)	Spezifität	Sensitivität	Prädiktiver Wert (%)
1				+	79	67	70
			+		82	46	65
		+			74	79	68
	+				68	88	66
2			+	+	94	29	78
		+		+	88	50	75
	+			+	100	54	100
		+	+		97	42	91
	+		+		97	42	91
	+	+			97	67	94
3		+	+	+	97	25	86
	+		+	+	100	25	100
	+	+		+	100	38	100
	+	+	+		100	38	100
4	+	+	+	+	100	21	100

Diskussion der Ergebnisse
Die dargestellten klinischen Daten von Patienten mit gesicherter Farmerlunge zeigen, daß nicht in allen Erkrankungsfällen typische Untersuchungsbefunde vorliegen. In folgender Häufigkeit fehlen: expositionsbezogene akute Beschwerden in 7%, röntgenologisch nachweisbare interstitielle Lungenveränderungen in 34%, Verminderung der Vitalkapazität in 62%, Einschränkung der Diffusionskapazität in 55%, Erhöhung des Gesamt-IgG-Spiegels in 53%, präzipitierende Antikörper in der Doppelimmundiffusion in 13% und IgG-Antikörper im PA-RAST in 10%.

Die „falsch negativen" Ergebnisse können bedingt sein durch:
a) chronisch subklinische Krankheitsverläufe bei relativ geringer Exposition (Anamnese, Lungenfunktion, Röntgenbefund),
b) Unaufmerksamkeit der Patienten (Anamnese),
c) ein frühes Stadium der Erkrankung (Lungenfunktion, Röntgenbefund),
d) das Fehlen des relevanten Antigens im verwendeten Extrakt bzw. die Aktivierung der Komplementkaskade ausschließlich auf dem alternativen Weg ohne Beteiligung von Immunglobulinen (Antikörper-Bestimmung).

Im Rahmen der Beurteilung der diagnostischen Wertigkeit der einzelnen Untersuchungsverfahren muß auch berücksichtigt werden, daß einerseits die bei allergischen Alveolitiden auftretenden Veränderungen im Röntgenbild und in der Lungenfunktion häufig nicht von solchen anderer Lungenerkrankungen zu unterscheiden sind, daher zu Fehldiagnosen verleiten und andererseits – wie auf S. 42 ff., 49 ff. und 98 ff. dargestellt – auch gesunde Kontaktpersonen Antikörper aufweisen können.

Der statistische Vergleich mit dem Ergebnis des Expositionstests, den wir in 58 Fällen durchführen konnten, belegt die hohe diagnostische Aussagekraft der Anamnese. Fallen in Ergänzung zur Anamnese mindestens zwei der angegebenen diagnostischen Parameter (Antikörper-Bestimmung, Lungenfunktionsprüfung, Röntgen-Thoraxaufnahme) positiv aus, kann die Diagnose einer exogen-allergischen Alveolitis als gesichert angesehen werden; in solchen Fällen ist die aufwendige und den Patienten belastende Expositionstestung nicht erforderlich. Die Spezifität der Antikörper-Bestimmung läßt sich durch Verwendung eines Radioimmunoassays (z. B. PA-RAST) im Vergleich zur Doppelimmundiffusion deutlich verbessern.

Die Immunoprint-Techniken (2-dimensionale Immunelektrophorese, Immunoblot) zeigen, daß erkrankte Landwirte Antikörper gegen mehr als 30 im Heu vorkommende mikrobielle Antigene aufweisen können. Die von IgG-Antikörpern der sensibilisierten Personen erfaßten Komponenten von thermophilen Actinomyceten und von Aspergillen liegen bevorzugt in dem Molekulargewichtsbereich 16000 bis 100000 bzw. um 15000, 40000 und 67000 Daltons. Einem kürzlich von Kurup et al. (1984) isolierten Antigen von Micropolyspora faeni (MW 16000 Daltons) kommt in unserem Kollektiv allenfalls die Rolle einer Minor-Komponente zu. Der entsprechende Bereich in unseren Immunoblot-Studien weist nur schwache bzw. sogar fehlende Reaktionen auf (s. Abb. 20).

Allergisches Asthma bronchiale durch identifizierte, molekular definierte Antigene

An Asthma bronchiale leiden weltweit 2–5% der Bevölkerung. Dieses zur Chronizität neigende Krankheitsbild ist nach amerikanischen Statistiken Ursache von nahezu einem Viertel aller Schulversäumnisse und rangiert unter den chronischen Gesundheitsstörungen, die Arztbesuche erfordern, an dritter Stelle (Parker, 1984). Die Mortalität beträgt in der Gruppe der 5- bis 34-jährigen 0,3 bis 1,5 pro 100000 Einwohner und in der Gruppe der über 60-jährigen etwa zehn pro 100000 Einwohner.

Infolge unzureichender Kenntnisse über die Anzahl und die physiko-chemischen Charakteristika Antigen-wirksamer Komponenten werden für die Diagnostik und auch die Therapie des allergischen Asthma bronchiale bisher Allergen-Rohextrakte von Pollen, Schimmelpilzen, Epithelien, Insekten u. a. verwendet. Diese enthalten Hunderte, wahrscheinlich Tausende verschiedener Bestandteile, darunter auch solche, mit denen im Rahmen der natürlichen Exposition kein Kontakt entsteht. Nur ein geringer Anteil der extrahierten Moleküle stellt für den Menschen klinisch bedeutsame Antigene dar.

Unsere Absicht war, in Ergänzung zu der orientierenden Charakterisierung von Antigenen in den vorangegangenen Kapiteln, isolierte, molekular definierte Antigene zu erkennen, ihre Besonderheiten herauszuarbeiten, nach gemeinsamen klinischen Merkmalen entsprechender Sensibilisierungen in unserem Patientengut zu suchen und neue Therapieansätze aufzuzeigen.

Insektenhämoglobine

Kollektivbeschreibung

Wir untersuchten 137 Personen, die Kontakt mit lyophilisierten Larven der Chironomiden (Insektenfamilie: Chironomidae, im Volksmund als „rote Mückenlarven" bezeichnet; s. Abb. 22), einem weit verbreiteten Futter für Zierfische, hatten: 63 waren Beschäftigte einer Fischfutter-Fabrik, 69 Fischhalter und fünf Insektenforscher. Ferner bezogen wir vier sudanesische Patienten in die Studie ein, die an Asthmaanfällen und rhinitischen Beschwerden nach Kontakt mit adulten Chironomiden (Imagines) litten. Die Serumproben und klinischen Daten der letzteren Gruppe wurden uns von Prof. Dr. A. B. Kay, Cardiothoracic Institute Univ. London, zur Verfügung gestellt.

Klinische Untersuchungen

Die klinischen Untersuchungen wiesen auf einen hohen Sensibilisierungsindex hin: Von den insgesamt 67 Personen, die nach Kontakt mit Mückenlarven Krankheitssymptome entwickelt hatten, klagten 36% über expositionsbezogene rhinitische Beschwerden, 29% über Konjunktivitiden, 28% über Hustenreiz und Dyspnoezustände und 18% über kutane Überempfindlichkeitsreaktionen (Baur et al., 1982a; Baur und Prelicz, 1984). Gleichartige Symptome werden durch adulte Mücken (Abb. 23) derselben, weit verbreiteten Insektenfamilie (Abb. 24) im Nilgebiet des Sudan, vereinzelt auch in den USA und in anderen Ländern hervorgerufen (Freeman, 1950;

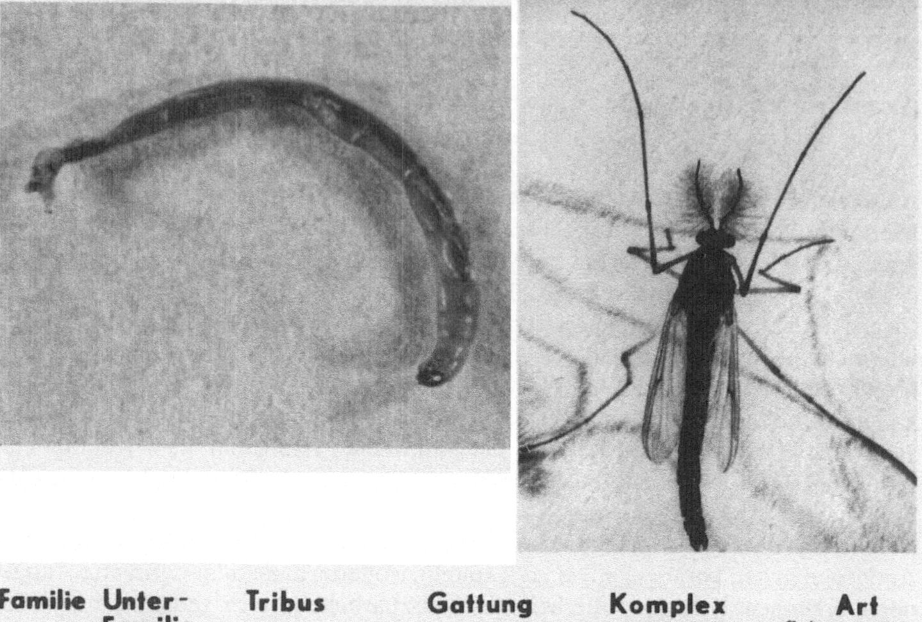

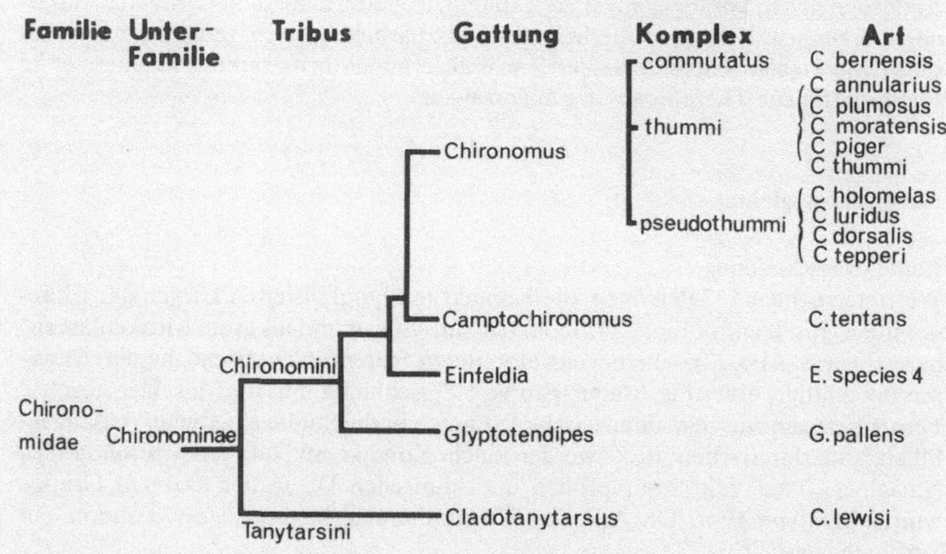

Abb. 24. Entwicklungsgeschichtliche Verwandtschaft zwischen den einzelnen untersuchten Chironomidenarten nach Keyl (1962) und nachfolgenden Untersuchern (Übersicht bei Scholl et al., 1980)

Lewis, 1956; Kay et al., 1978; Ali, 1980; Gad el Rab und Kay, 1980; Cranston et al., 1981; Kagen, 1984; Tee et al., 1985). Hauttestung und IgE-RAST bestätigten bei nahezu allen symptomatischen Patienten eine Sensibilisierung vom Soforttyp gegen die von uns hergestellten Larven-Rohextrakte (Baur et al., 1982a). Elf von 63 in einem Screening erfaßten Beschäftigten einer Fischfutter-Fabrik zeigten übereinstimmend in Anamnese und den klinischen Untersuchungen eine Soforttyp-Allergie.

Isolierung und Identifizierung klinisch relevanter Antigene der Spezies Chironomus thummi

Zunächst haben wir eine Fraktionierung des Larven-Rohextrakts der Chironomidenart Chironomus thummi auf Sephadex G-75 bei pH 6,0 vorgenommen: Allergen-wirksame Bestandteile befinden sich ausschließlich in den bereits mit bloßem Auge auf der Chromatographiesäule erkennbaren zwei Hämoglobinfraktionen. Fraktion B (Abb. 25) beinhaltet die homo-dimeren Hämoglobine CTT IIß, VI, VIIa, VIIb, VIII, IX und X, Fraktion C die monomeren CTT I, III, IIIa und IV. Gleichartige Ergebnisse wie mit der Art C. thummi wurden mit der zur Gattung Camptochironomus zählenden Spezies Camptochironomus tentans erhalten (Prelicz et al., 1986).

Die Gelfiltration eines aus adulten Mücken (Imagines) gewonnenen Rohextrakts ergab demgegenüber nur eine kleine Fraktion, die die IgE-Antikörper sensibilisierter Patienten bindet. Beachtenswert ist hierbei die Identität des Reaktionsmusters, welches die Antikörper sowohl von erkrankten einheimischen Fischhal-

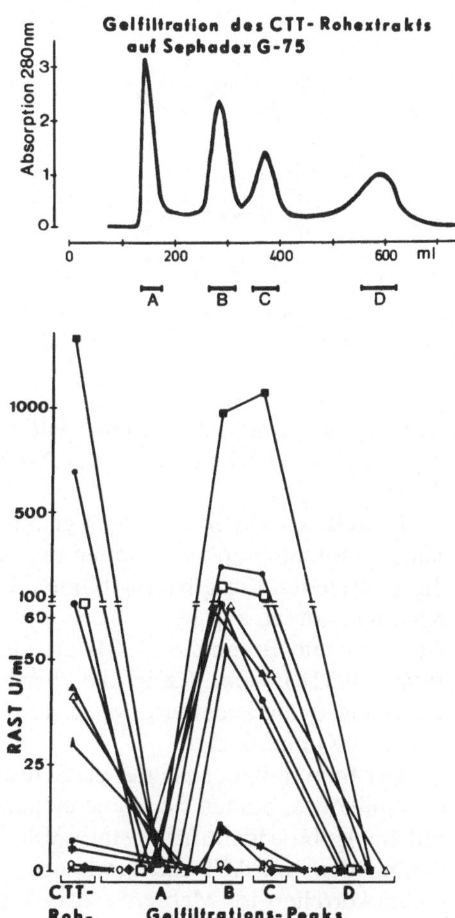

Abb. 25. Gelfiltration des Larven-Rohextrakts von C. thummi auf Sephadex G-75 *(oben)* und Allergenaktivität der einzelnen Peak-Fraktionen A–D im RAST *(unten)*. Die einzelnen Symbole stellen die IgE-Antikörper-Titer im Serum von zwölf klinisch sensibilisierten Zierfischhaltern dar

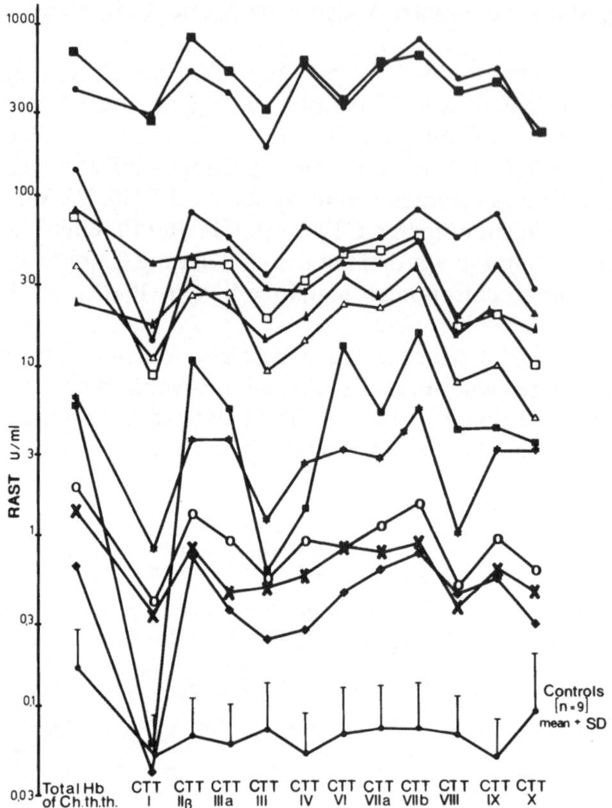

Abb. 26. Allergenaktivität der elf isolierten, strukturell aufgeklärten C.thummi-Hämoglobine. Die einzelnen Symbole stellen die IgE-Antikörper-Titer von elf klinisch sensibilisierten Personen dar

tern als auch von sudanesischen Patienten aufweisen. Letztere sind gegen die im Nilgebiet vorherrschenden adulten Mücken der Art Cladotanytarsus lewisi sensibilisiert.

In weiteren Untersuchungen gelang der Beweis, daß die mittels Ionenaustauscher-Chromatographie isolierten und inzwischen in ihrer Primärstruktur vollständig analysierten Einzelhämoglobine CTT I–X (Braun et al., 1968; Buse et al., 1979; Kleinschmidt et al., 1979; Steer und Braunitzer, 1979; Aschauer et al., 1981; Aschauer und Braunitzer, 1981) die eigentlichen Antigene darstellen (Baur et al., 1982a; 1982d): Abb. 26 zeigt die überwiegend hohen IgE-Antikörper-Titer von elf Patienten. Bemerkenswerterweise reagieren die Antikörper der meisten Patienten mit allen Komponenten.

Der Immunoblot bestätigt die Sensibilisierung der Patienten gegen Hämoglobine: Antikörper binden sich in nennenswertem Umfang nur an Banden, die als Einzelhämoglobine identifiziert sind (Abb. 27). Es fällt auf, daß die Intensität der Reaktion mit den im RAST nachgewiesenen IgE-Titern gegen C. thummi-Gesamthämoglobin korreliert ist. Mehrere schwach sensibilisierte Probanden (z. B. Nr. 6 und 8) zeigen im Immunoblot nur mit einzelnen, in höherer Konzentration vorliegenden

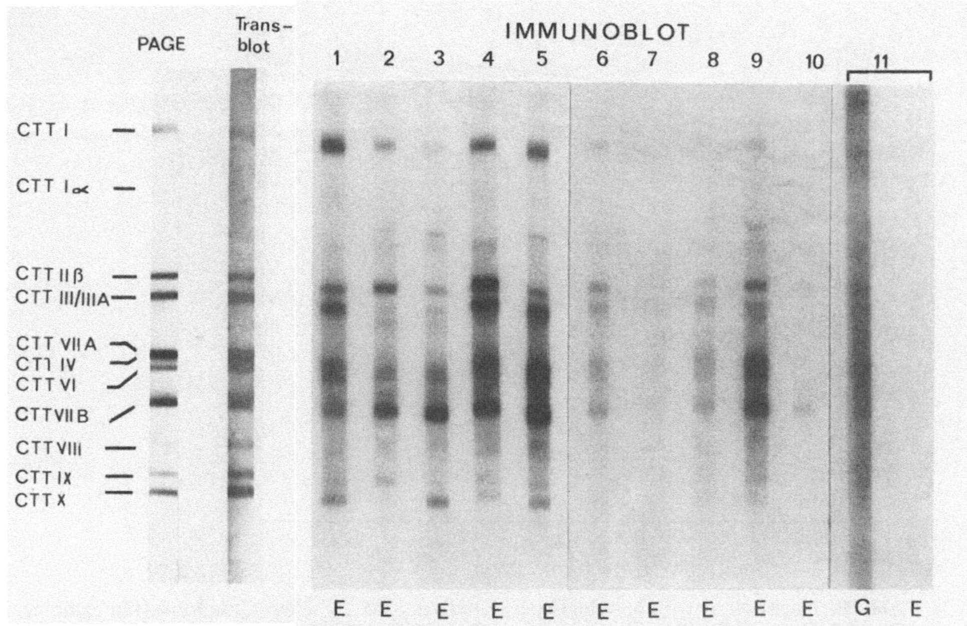

Abb. 27. Immunoblot der Gesamthämoglobinfraktion von C. thummi. Es wurden Seren der Patienten 1–10 verwendet, die gegen Chironomidenlarven sensibilisiert sind, ferner die Serumprobe von Proband Nr. 11. *Links* ist die mit der Polyacrylamidgel-Elektrophorese (PAGE) erhaltene Auftrennung in die Einzelhämoglobine CTT I–X wiedergegeben, daneben der Transfer auf Nitrozellulose (Transblot). Die einzelnen Zahlen bezeichnen die zugefügten Patientenseren. *E* Darstellung der von menschlichen IgE-Antikörpern gebundenen Komponenten.
G Darstellung der von menschlichen IgG-Antikörpern gebundenen Komponenten

Komponenten eine Reaktion. Auf gewisse Unterschiede in der Spezifität der Antikörper weisen die gelegentlich erkennbaren Abweichungen des Reaktionsmusters hin; so binden sich die Antikörper der Seren Nr. 3 und 7 verhältnismäßig schwach an das Hämoglobin CTT I, die Antikörper der Seren Nr. 2, 4 und 7 nur minimal oder nicht an das Hämoglobin CTT X. Diese differenzierenden Muster gehen nicht auf qualitative oder quantitative Unterschiede der Antigen-haltigen Kontaktstoffe oder variierende Expositionszeiten zurück, wie ergänzende Nachforschungen ergaben, sondern sind Ausdruck der individuellen immunologischen Reaktionsbereitschaft.

Die Patientenseren Nr. 1–10 enthalten keine Hämoglobin-spezifischen IgG-Antikörper; entsprechende Immunoblot-Untersuchungen fielen negativ aus. Ein anderer exponierter Proband, der an chronischen, ätiologisch bisher nicht eindeutig geklärten Krankheitserscheinungen leidet (Nr. 11 in Abb. 27), besitzt demgegenüber ausschließlich IgG-Antikörper; diese sind offensichtlich gegen alle C. thummi-Hämoglobine gerichtet und gehören nach ergänzenden Untersuchungsbefunden ausschließlich der Subklasse G 1 an, welche bekanntlich Immunkomplexerkrankungen hervorruft.

Die reinen Hämoglobine weisen auch in-vivo eine hohe Antigen-Aktivität auf: Im Expositionstest zeigen sensibilisierte Personen bereits nach Applikation von

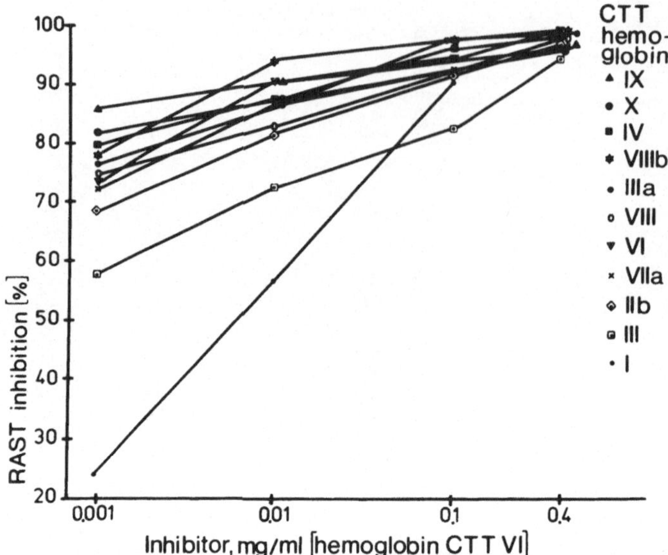

Abb. 28. Nachweis der immunologischen Kreuzreaktion zwischen C. thummi-Hämoglobinen im RAST-Inhibitionstest. Die Bindung menschlicher IgE-Antikörper an die einzelnen Hämoglobine CTT I–X (= solid phase-Antigene) kann dosisabhängig durch das Hämoglobin CTT VI gehemmt werden

0,2 µg eine signifikante Bronchialobstruktion, im Hauttest bereits bei Konzentrationen ab 0,01 µg/ml eine urtikarielle Sofortreaktion (Baur et al., 1982a).

Immunologische Kreuzreaktion der Einzelhämoglobine
Mittels der RAST-Inhibition konnte unter Verwendung von Patientenserum die bereits anhand der Ergebnisse des RAST und des Immunoblot vermutete immunologische Kreuzreaktion zwischen den einzelnen isolierten Chironomidenhämoglobinen bestätigt werden (Abb. 28).

Hämoglobin-bedingte immunologische Kreuzreaktion zwischen verschiedenen Entwicklungsstadien der Chironomiden
Die in den einzelnen Entwicklungsstadien einer bestimmten Chironomiden-Spezies nachweisbare Antigen-Aktivität (Abb. 29) kann auf gemeinsame, Hämoglobin-spezifische Antigen-Determinanten zurückgeführt werden. So inhibiert die kleine, immunologisch aktive Fraktion der Imagines die IgE-Antikörper-Reaktion nicht nur im homologen System, sondern auch mit dem Puppen-Rohextrakt und mit den beiden säulenchromatographisch isolierten Hämoglobinfraktionen der Larven (Prelicz et al., 1986; Abb. 30a). Darüber hinaus erkennt man in der Doppelimmundiffusion mit Kaninchen-Antiserum gegen Gesamthämoglobin von C. thummi Identitätslinien zwischen den Extrakten von Larven, Puppen und Imagines derselben Spezies (Abb. 30b).

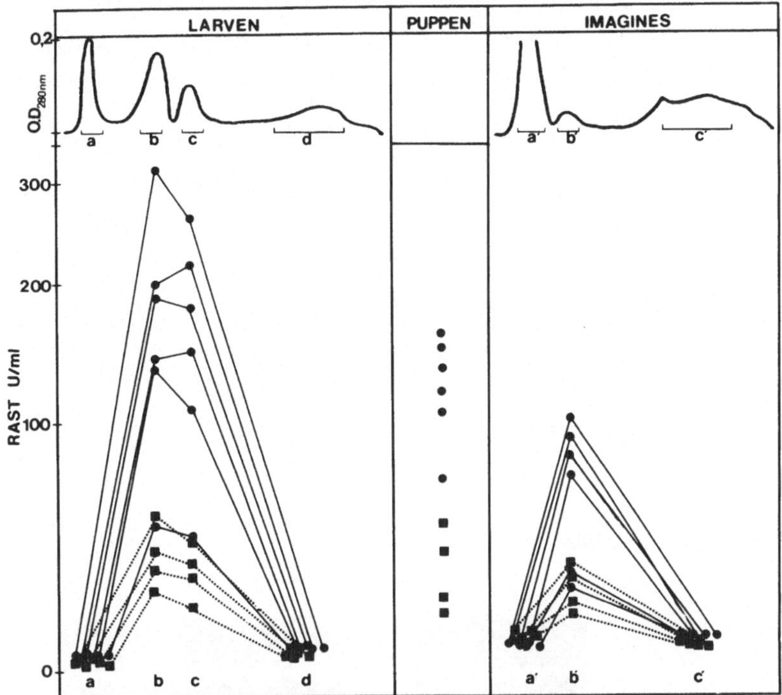

Abb. 29. *Oben:* Gelfiltration von Larven- und Imagines-Rohextrakten der Chironomidenart C. ten-tans. *Unten:* Allergenaktivität der Peak-Fraktionen a–d (Larven), a'–c' (Imagines) und des Puppen-Rohextraktes. Es sind die IgE-Antikörper-Titer von sechs erkrankten einheimischen Zierfischhal-tern (●——●) und von vier sudanesischen Patienten (■ ··· ■; sensibilisiert gegen Mücken von Cladotanytarsus lewisi) dargestellt

Hämoglobin-bedingte immunologische Kreuzreaktion zwischen verschiedenen Chironomidenarten

RAST-Untersuchungen mit Larven- und Mücken-Extrakten von 14, z. T. entwick-lungsgeschichtlich voneinander weit entfernten Chironomidenarten zeigten, daß die IgE-Antikörper der Patienten nicht Spezies-spezifisch sind (Baur et al., 1983). Dies ließ eine immunologische Kreuzreaktion annehmen. Die in der RAST-Inhibi-tion erkennbare Hemmung der IgE-Antikörper-Bindung an das Gesamthämoglo-bin von C. thummi durch Larven- und Imagines-Extrakte aller von uns untersuch-ten Spezies beweist die vermutete Antigen-Gemeinschaft (Abb. 31a und b); interessanterweise ist das Ausmaß der Inhibitionsrate korreliert mit den entwick-lungsgeschichtlichen Distanzen zwischen den einzelnen Arten (Baur et al., 1983).

Auch die mit tierischen Antiseren durchgeführte Doppelimmundiffusion ergibt eine ausgeprägte Antigen-Verwandtschaft der untersuchten Chironomidenarten. Abb. 32a zeigt mehrere Identitätslinien, die zwischen der Gesamthämoglobinfrak-tion von C. thummi und den Larven-Rohextrakten aller untersuchten Spezies ver-laufen. Auf die ganz im Vordergrund stehende Antigen-Aktivität der Hämoglobine weist auch das nahezu identische Reaktionsmuster von Antiseren gegen die Ge-samthämoglobinfraktion und gegen den Larven-Rohextrakt hin (Abb. 32a und b).

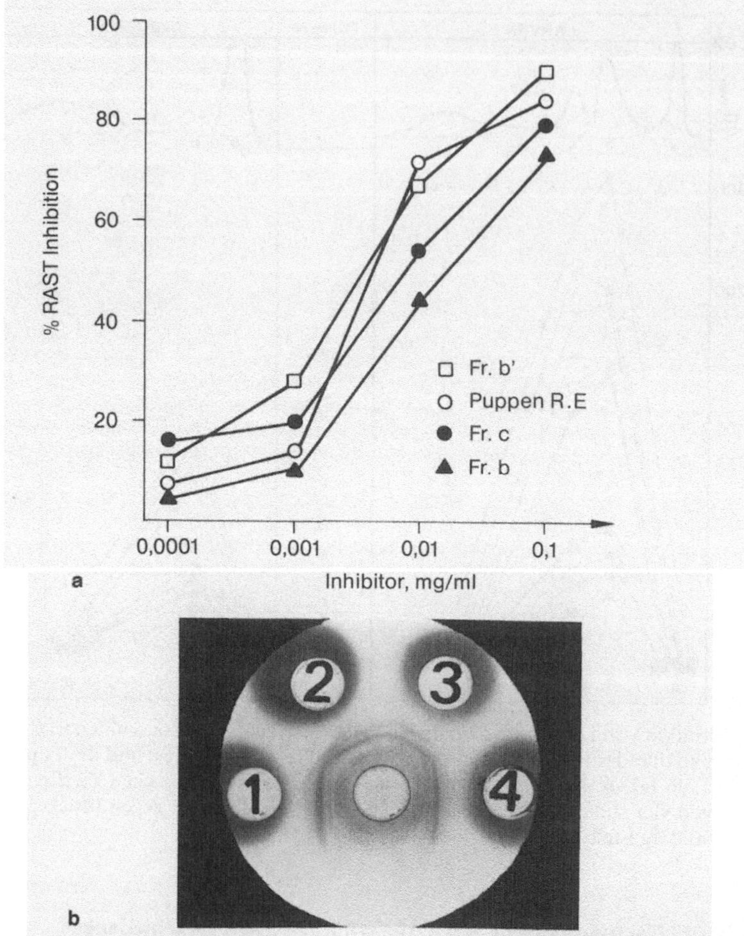

Abb. 30 a, b. Immunologische Kreuzreaktion verschiedener Entwicklungsstadien der Chironomidenart C. tentans. **a** RAST-Inhibitionstest mit Patientenserum. Die Antigen-aktive Imaginesfraktion *b'* (= fluid phase inhibitor; s. a. Abb. 29) hemmt dosisabhängig die IgE-Antikörper-Bindung an die Larven-Hämoglobinfraktionen *b* (▲; dimere Hämoglobine) und *c* (●; monomere Hämoglobine), an die Imaginesfraktion *b'* (□; homologe Inhibition) und an den Puppen-Rohextrakt (○).
b Doppelimmundiffusion mit Kaninchen-Antiserum gegen C. thummi-Gesamthämoglobin. Zentrales Stanzloch = Serum. *1* und *4* = Larven-Rohextrakt von C. tentans, *2* = Puppen-Rohextrakt von C. tentans, *3* = Imagines-Rohextrakt von C. tentans

Untersuchungen über die Struktur von Antigen-Determinanten der Insektenhämoglobine

Abb. 33 stellt schematisch das Ausmaß der Bindung humaner IgE-Antikörper an die durch Peptidspaltung und verschiedene Reinigungsschritte erhaltenen Fragmente der drei Chironomidenhämoglobine CTT IV, CTT VI und CTT VIII dar. Folgende Regionen erwiesen sich als Antigen-aktiv: Die Sequenzen 1–31, 1–90,

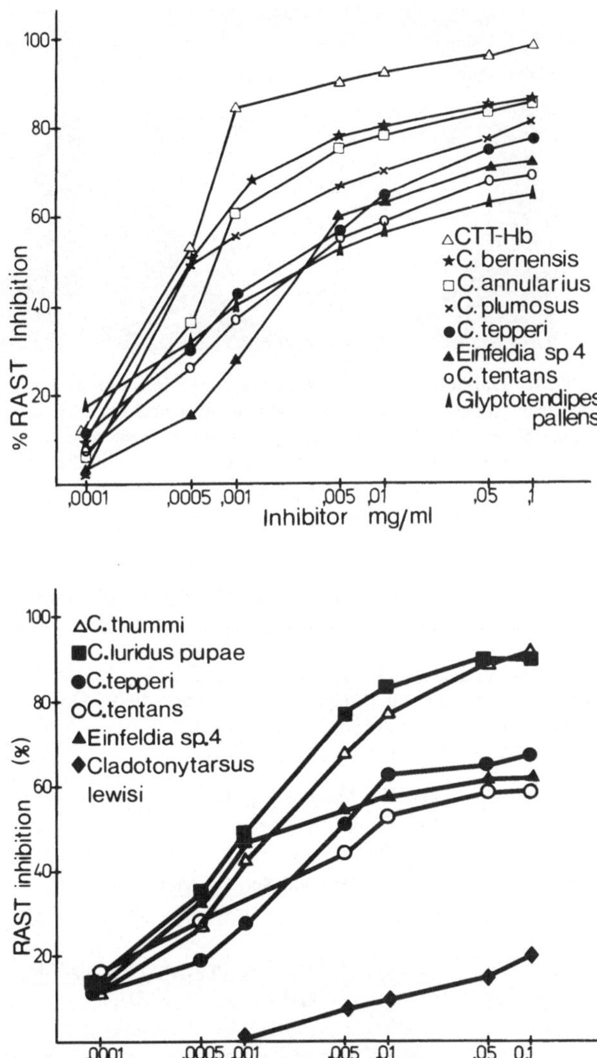

Abb. 31. Inhibition der IgE-Antikörper-Reaktion mit C. thummi-Gesamthämoglobin durch Rohextrakte von Larven *(oben)* bzw. Imagines/Puppen *(unten)* der angegebenen Chironomidenarten (RAST-Inhibitionstest). Es wurde die Serumprobe eines sensibilisierten Zierfischhalters verwendet

32–90, 91–101, 109–131 von CTT IV, die Sequenzen 31–57, 38–140 und 64–98 von CTT VI und die Sequenzen 1–65, 6–128, 66–100 und 129–139 von CTT VIII, das kleinste dieser Peptide (CTT IV$_{91-101}$) umfaßt nur elf Aminosäuren (Tabelle 7).

Hämoglobin CTT VI und seine Fragmente haben wir darüber hinaus bezüglich ihrer Bindung an spezifische IgG-Antikörper von drei klinisch sensibilisierten Personen geprüft. Wie die Abb. 34 zeigt, entspricht das Reaktionsmuster der IgG-Antikörper weitestgehend jenem, das mit IgE-Antikörpern erhalten wurde. Daraus ist

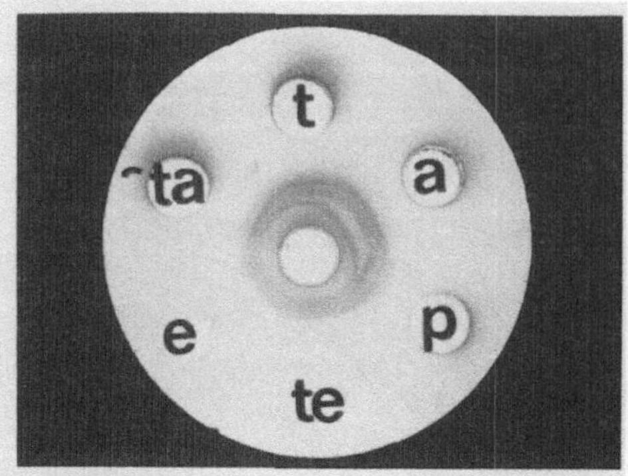

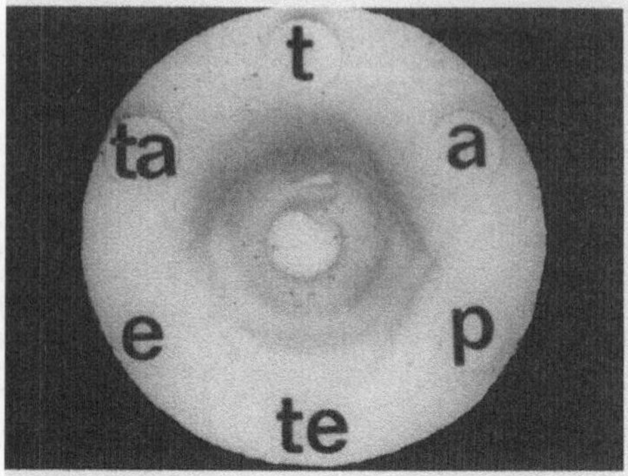

Abb. 32. Darstellung der immunologischen Kreuzreaktion zwischen verschiedenen Chironomidenarten in der Doppelimmundiffusion durch kontinuierliche Identitätslinien. Die zentralen Stanzlöcher enthalten Kaninchen-Antiserum gegen C. thummi-Gesamthämoglobin *(linke Abb.)* bzw. C. thummi-Larven-Rohextrakt *(rechte Abb.).* In die peripheren Stanzlöcher wurden Larven-Rohextrakte folgender Spezies gegeben: *t* C. thummi, *a* C. annularius, *p* C. piger, *te* C. tepperi, *e* Einfeldia species 4, *ta* C. tentans

Tabelle 7. Aminosäurensequenz der Antikörper-bindenden Hämoglobinfragmente CTT IV$_{91-101}$ und CTT IV$_{109-131}$ sowie des inaktiven Fragments CTT IV$_{102-108}$.
Die Großbuchstaben kennzeichnen die Lokalisation der Peptide innerhalb der helikalen Struktur (Steigemann & Weber, 1979; Goodman et al., 1983), die helikalen Abschnitte sind unterstrichen

	91 101
CTT IV$_{91-101}$	Gly-Val-<u>Thr-His-Asp-Gln-Leu-Asn-Asn-Phe-Arg</u>
	FG G

	102 108
CTT IV$_{102-108}$	<u>Ala-Gly-Phe-Val-Ser-Tyr-Met</u>
	G

	109
CTT IV$_{109-131}$	<u>Lys-Ala-His-Thr-Asp-Phe-Ala-Gly-Ala-Glu-</u>
	G GH H

	131
	<u>Ala-Ala-Trp-Gly-Ala-Thr-Leu-Asp-Ala-Phe-Phe-Gly-Met</u>
	H

zu schließen, daß die menschlichen Antikörper beider Immunglobulinklassen mit denselben Antigen-Determinanten des untersuchten Hämoglobinmoleküls reagieren.

Durch RAST-Inhibition wurde nun die Fähigkeit einiger Fragmente, sich an IgE-Antikörper zu binden, überprüft. Erwartungsgemäß führte die homologe Inhibition mit dem Fragment CTT IV$_{32-90}$ zu einer weitestgehenden Hemmung der Antikörper-Bindung, während die RAST-negativen Fragmente CTT IV$_{69-90}$, CTT VI$_{64-89}$ und CTT VI$_{90-98}$ keine signifikante Beeinflussung der Reaktion der Immunglobuline mit den entsprechenden Ausgangspeptiden bewirken. Die fehlende Inhibitorwirkung der beiden letzten Fragmente, die zusammengesetzt ein RAST-

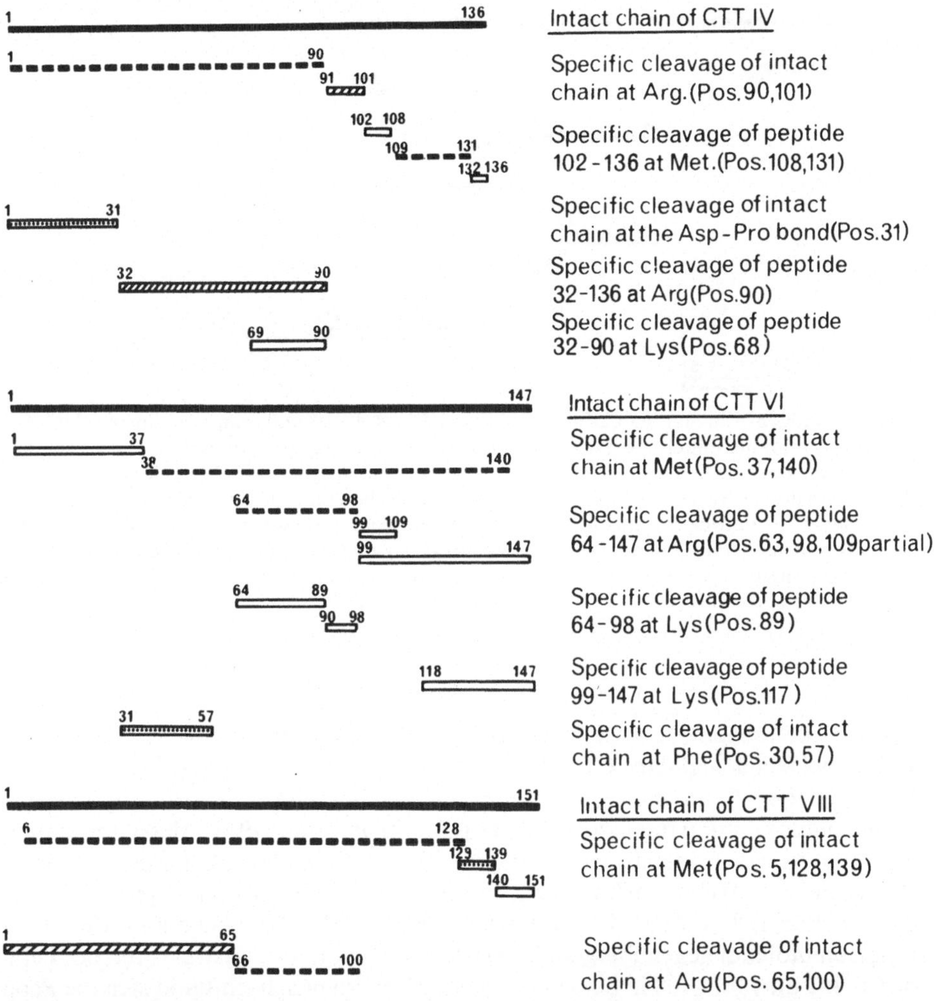

Abb. 33. Antigen-Aktivität der C. thummi-Hämoglobine CTT IV, CTT VI, CTT VIII und deren Fragmente (IgE-RAST-Befunde). Den Ergebnissen liegen die IgE-RAST-Befunde von zwölf eigenen Patienten zugrunde, die an Soforttyp-Allergien gegen Chironomidenlarven litten und signifikant positive Hautreaktionen gegen Rohextrakt der C. thummi-Larven aufwiesen. Für jedes Fragment wurden die erhaltenen IgE-Antikörper-Titer gemittelt und die Antigen-Aktivität unter Berücksichtigung dieses Mittelwertes anhand folgender Klassifikation bewertet: □ = keine signifikante Bindung im Vergleich zum nicht-exponierten Kontrollkollektiv (n = 5), RAST-Werte < 3,4 PRU/ml; ▦ = geringe (3,5–9,9 PRU/ml); ▨ = mittelgradige (10–29,9 PRU/ml); ▪ ▪ ▪ = hohe (30–100 PRU/ml); ■ = sehr hohe (> 100 PRU/ml) Antigen-Aktivität

positives Peptid ergeben, ist ein Hinweis dafür, daß die Spaltung im immunologisch aktiven Zentrum stattgefunden hat.

29 sensibilisierte Personen wurden Hauttestungen mit den Fragmenten CTT VI$_{38-140}$, CTT VI$_{1-37}$, CTT VI$_{31-57}$ und CTT VI$_{118-147}$ unterzogen. Hierbei konnten durchwegs die mit diesen Peptiden erhaltenen IgE-RAST-Ergebnisse bestätigt werden (Baur et al., 1982a).

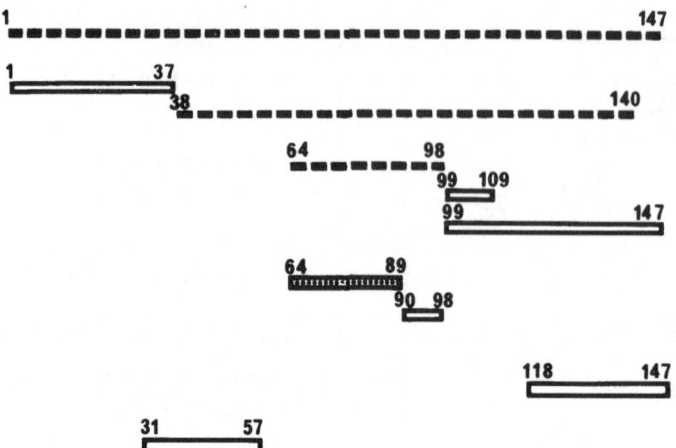

Abb. 34. Antigen-Aktivität des C. thummi-Hämoglobins CTT VI und seiner Fragmente (IgG-Antikörper-Bestimmung mittels PA-RAST). Dargestellt sind die Ergebnisse von drei klinisch sensibilisierten Patienten, von denen einer auch spezifische IgE-Antikörper besaß. Für jedes Fragment wurden die erhaltenen IgG-Antikörper-Titer gemittelt und die Antigen-Aktivität unter Berücksichtigung dieses Mittelwertes anhand folgender Klassifikation bewertet: □ = keine signifikante Bindung von IgG-Antikörpern (< 6,9 RU) im Vergleich zu fünf nicht-exponierten Kontrollpersonen; ▨ = geringe (7–9,9 RU); ▧ = mittelgradige (10–14,9 RU); ▬ ▬ ▬ = hohe Titer spezifischer IgG-Antikörper (> 15 RU)

Spezielle Betrachtungen der Primär- und Tertiärstruktur der Region 91–131 des Chironomidenhämoglobins CTT IV

Die folgenden Betrachtungen basieren auf der homologen Zuordnung einzelner Hämoglobinkomponenten zu CTT III (Goodman et al., 1983), dessen räumliche Struktur mittels Röntgenstrukturanalyse bei 1,4 Å Auflösung dargestellt wurde (Steigemann & Weber, 1979). Drei von uns untersuchte CTT IV-Peptide (Position 91–101, 102–108 und 109–131) können entsprechenden Bereichen im CTT III-Hämoglobinmolekül gegenübergestellt werden, wobei die Primärstrukturen der Peptide 91–101 und 102–108 in beiden Hämoglobinen identisch sind und sich die Peptide 109–131 in nur einer Aminosäure unterscheiden (Position 127). Das Antikörperbindende Peptid CTT IV$_{91-101}$ weist überdurchschnittlich viele Aminosäuren mit polarem oder Hydroxy-Charakter auf, nämlich sieben von elf, während das negative Peptid CTT IV$_{102-108}$ aus fünf hydrophoben und zwei Hydroxy-Aminosäuren besteht (Tabelle 7).

Peptid CTT IV$_{91-101}$ ist Bestandteil einer besonders exponierten, an der Oberfläche gelegenen Molekülregion; es stellt einen Teil des interhelikalen Segments FG und den Beginn der Helix G dar. Betrachtet man die korrespondierende Region von CTT III, so erkennt man, daß folgende Seitenketten von CTT IV$_{91-101}$ an der Oberfläche des Moleküls gelegen sind und Kontakte zu Nachbarmolekülen ausbilden können, und zwar direkt durch Wasserstoffbrücken oder indirekt über ein oder mehrere Wassermoleküle: Thr (93), His (94), Asp (95), Asn (98), Asn (99), Arg (101).

CTT IV$_{102-108}$ befindet sich dagegen innerhalb der G-Helix (Position G10–G16); nur eine Aminosäure weist hier Kontakte mit Wassermolekülen auf (Ser 106).

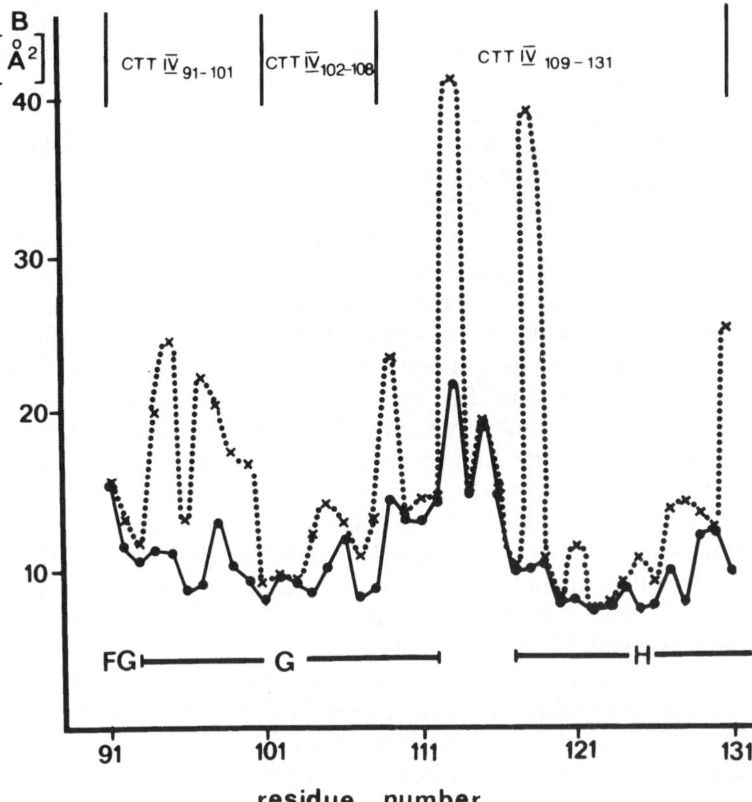

Abb. 35. Thermische Mobilitätsfaktoren (B) der Haupt- (●——●) und Seitenkettenatome (× · · · · ×) der Hämoglobinfragmente CTT IV$_{91-101}$, CTT IV$_{102-108}$ und CTT IV$_{109-131}$. Die Graphik basiert auf den Daten der Röntgen-Strukturanalyse des Hämoglobin CTT III (Auflösung 1,4 Å; Steigemann u. Weber, 1979), welches bis auf die Aminosäure in Position 127 eine identische Primärstruktur in diesen Sequenzabschnitten besitzt. Die Balken mit den Buchstaben *G* und *H* zeigen die helikale Zuordnung der Peptide an

Westhof et al. (1984) berichten, daß sich Antigen-aktive Molekülabschnitte nicht nur durch ihre Oberflächenlage, sondern auch durch hohe thermische Mobilitätsfaktoren auszeichnen, d.h. die Atome der Haupt- und Nebenketten können über niedrige Energiebarrieren multiple Konformationen einnehmen. Betrachtet man die von uns genauer charakterisierten Hämoglobinbereiche, findet man in der Tat eine überdurchschnittlich hohe thermische Mobilität innerhalb des Antigen-aktiven Peptids CTT IV$_{91-101}$ und im ebenfalls oberflächlich gelegenen Anfangsteil des Antigen-aktiven Peptids 109–131 (Baur et al., im Druck). Andererseits zeigt das nicht-antigene Peptid CTT IV$_{102-108}$ niedrige thermische Mobilitätsfaktoren (Abb. 35).

Diskussion der Ergebnisse

Unsere Untersuchungen zeigen, daß die Chironomiden, die mit ca. 10 000 Arten weltweit verbreitet sind, aggressive Inhalationsantigene besitzen. Hiermit kommen nicht nur einheimische Fischhalter, die gefriergetrocknete Insektenlarven verfüttern, in Berührung, sondern auch Bewohner wasserreicher Gebiete, wo diese Insekten in astronomischen Zahlen auftreten können; so vor allem im Nilgebiet des Sudan. Die von uns als Antigene identifizierten Hämoglobine sind für Überempfindlichkeitsreaktionen, welche von den verschiedenen Entwicklungsstadien dieser Insektenfamilie ausgelöst werden, verantwortlich.

Die Bestimmung der Aminosäurensequenz ergab, daß alle diese Hämoglobine aus Polypeptidketten mit 136–151 Aminosäuren bestehen. Bemerkenswert ist die mit Vertebraten-Hämoglobinen und -Myoglobinen weitgehend übereinstimmende Tertiärstruktur der Insektenhämoglobine, obwohl nur eine geringe Übereinstimmung in der Aminosäurensequenz (Homologie ca. 10%) vorliegt; die Polypeptidketten bilden auch hier in typischer Weise acht helikale Abschnitte; an den Histidin-Rest in Position F8 ist die in einer hydrophoben Tasche befindliche Hämgruppe koordinativ gebunden. Trotz der Unterschiede in der Primärstruktur ist die immunologische Kreuzreaktion zwischen den einzelnen Hämoglobinkomponenten von C. thummi (Sequenzhomologie 52 bis annähernd 100%) sowie zwischen den Hämoglobinfraktionen der untersuchten Chironomidenarten nicht unerwartet. Nach einem von Goodman et al. (1983) auf der Basis von Nukleotid-Austauschwerten erstellten Stammbaum haben sich alle diese Insektenmoleküle in mehreren hundert Millionen Jahren der Evolution aus einem gemeinsamen Vorläufer-Hämoglobin entwickelt.

Aus Untersuchungen der Arbeitsgruppe von Atassi (1980) wissen wir, daß die Antigen-Expression im wesentlichen in der räumlichen Anordnung bestimmter, oberflächlich gelegener Proteinabschnitte begründet ist und von Unterschieden in der Primärstruktur der homologen Proteine meist nicht wesentlich beeinflußt wird. So zeigen Myoglobine und auch Albumine verschiedener Tierarten untereinander immunologische Kreuzreaktionen; immunisierte Tiere bilden sogar gegen die entsprechenden eigenen Proteine Antikörper.

Auch die Konservierung von Antigen-Determinanten während der Metamorphose ist nicht unerwartet. Zwar wird das Larvenhämoglobin, das von der Imago nicht mehr als Sauerstoffträger benötigt wird, abgebaut (offensichtlich über Gallenfarbstoffe; Laufer u. Poluhowich, 1971; Schin et al., 1974), andererseits dürfte es hierbei zu keiner vollständigen Zerlegung der Globinmoleküle und damit nur zu einem partiellen Verlust der Antigen-Aktivität kommen. Die Abnahme der immunologischen Kreuzreaktion mit zunehmender entwicklungsgeschichtlicher Distanz, die mit einer Abweichung in der Primärstruktur verbunden ist, entspricht der Erwartung. Auch können hier nicht mit Hämoglobin assoziierte Antigene hinzutreten; insbesondere im Rahmen der Expositionen gegenüber adulten Mücken entfernt verwandter Arten ist dies anzunehmen.

Die klinisch manifeste Sensibilisierung vom Typ I setzt ein Bridging benachbarter IgE-Moleküle auf der Mastzelle voraus (s. S. 12), d. h. ein Allergen muß mindestens zwei Bindungsstellen (Antigen-Determinanten) für IgE-Moleküle besitzen. Unsere bisher vorliegenden Ergebnisse stehen hiermit in Einklang; innerhalb von CTT IV konnten drei aktive Regionen und innerhalb von CTT VI und CTT VIII jeweils zwei aktive Regionen nachgewiesen werden. Es ist anzunehmen, daß durch zusätzlichen Einsatz kleinerer Fragmente und auch von überlappenden Peptiden weitere Determinanten entdeckt werden, welche bisher dem Nachweis entweder infolge des Vorliegens mehrerer Antikörper-bindenden Stellen auf einzelnen Peptiden oder infolge Zerstörung entsprechender Regionen im Rahmen der Spaltungsvorgänge entgangen sind. Rückschlüsse auf die mögliche Bedeutung konformierender Antigen-Determinanten sind durch die noch vorgesehenen Absorptionsstudien der Antikörper mit verschiedenen Antigenabschnitten zu erwarten. Beachtungswert ist die Tatsache, daß eines der aktiven Fragmente, CTT IV$_{91-101}$, nur elf Aminosäuren umfaßt; dies entspricht nur wenig mehr als der Größe einer Antigen-Determinanten. Interessanterweise ist diese Region innerhalb des intakten Moleküls am Beginn einer Helix, also an einer besonders exponierten, leicht zugänglichen Stelle des Moleküls lokalisiert. Auch alle anderen aktiven, im allgemeinen wesentlich größeren Fragmente umfassen Endteile von Helices und/oder interhelikale Segmente.

Die Beobachtung, daß menschliche IgE- und IgG-Antikörper mit nahezu allen untersuchten Antigenfragmenten ein gleichartiges Reaktionsmuster zeigen, steht in Einklang mit der Annahme, daß beide Immunglobulinklassen von denselben Plasmazellklonen stammen, d. h. identische Antigen-bindende Regionen besitzen.

Das Vorherrschen von polaren und von Hydroxy-Aminosäuren, welche im allgemeinen auch oberflächliche Molekülabschnitte bilden und in den beiden näher untersuchten, Antigen-aktiven Peptiden CTT IV$_{91-101}$ und CTT IV$_{109-131}$ nachzuweisen ist, scheint ein Charakteristikum von Antigen-Determinanten zu sein. So konnten mittels tierischer Antiseren und monoklonaler Antikörper entsprechende Befunde für folgende Antigene erhoben werden: Spermwal-Myoglobin (Atassi, 1979), Alpha-Kette des menschlichen Hämoglobin (Kazim u. Atassi, 1980), Sojabohnen-Leg-Hämoglobin (Hurrel et al., 1978) bovines und menschliches Serumalbumin (Sakata u. Atassi, 1980), bovines Fibrinogen (Tanswell et al., 1978), Lysozym (Atassi, 1978), Ragweed Ra5 (Mole et al., 1975) und Neuraminidase des Influenza-Virus (Colman et al., 1983).

Ein weiteres Charakteristikum einer Antigen-Determinanten ist die Fähigkeit, mit benachbarten Molekülen, insbesondere mit Antikörpern, Bindungen einzugehen. Diese kommen durch geladene Atomgruppen, Wasserstoffbrückenbindungen und Van der Waals'sche Kräfte zustande; durch Analogie mit der identischen Region im Hämoglobin CTT III wurden für das Antigen-aktive Peptid CTT IV$_{91-101}$ entsprechende Struktureigenschaften gefunden (s. auch Abb. der Umschlagseite).

Hohe thermische Mobilitätsfaktoren sind wahrscheinlich Vorraussetzung für eine optimale Konfiguration der Antigen-Determinanten im Rahmen der Antigen-Antikörper-Komplexierung; sie dürften eine gewisse Anpassung an die Struktur der Antigen-bindenden Antikörper-Region ermöglichen, so daß die beiden Reaktionspartner wie Schlüssel und Schloß zusammenpassen.

Diese Interpretationen finden ihre Bestätigung in der fehlenden Antigenwirkung eines anderen untersuchten Peptids, CTT IV$_{102-108}$, das innerhalb einer Helix gelegen ist, keine polaren Aminosäuren und nur eine Bindung zu benachbarten Wassermolekülen aufweist, sowie niedrige thermische Mobilitätsfaktoren besitzt (Baur et al., im Druck).

Weitere, natürlich vorkommende molekular definierte Antigene

Wir stellten Sensibilisierungen gegen eine Reihe weiterer molekular definierter Antigene bei Patienten mit vorherrschendem asthmatischem Erscheinungsbild fest (Tabelle 8). Hierbei handelte es sich bevorzugt um proteolytische Enzyme pflanzlichen, bakteriellen und tierischen Ursprungs. Die Erkrankungen waren z.T. auf berufliche Exposition zurückzuführen, beispielsweise während der Produktion von Pankreatin und Enzympräparaten, oder durch den Umgang mit papainhaltigen Fleischweichmachern in Großküchen. Auch die Anwendung von Proteasen im medizinischen Bereich (Trypsinspray) und im Haushalt (Subtilisin als Waschmittelzusatz) hat asthmatische Beschwerden ausgelöst.

Die Sicherung der Diagnosen erfolgte durch die in der überwiegenden Mehrzahl der Fälle vorliegende typische Anamnese, durch Prick- und Intrakutantests, IgE-RAST, IgG-RAST und bei allen zweifelhaften Befunden durch die inhalative Provokation.

Die ergänzend vorgenommenen Immunoblot-Untersuchungen zeigen, daß neben den durch die intakten Antigene gebildeten Banden, die in den ihrem Molekulargewicht entsprechenden Bereich des Elektrophoresegels lokalisiert sind, meist mehrere niedermolekulare, Antigen-aktive Komponenten nachzuweisen sind (Abb. 36 a–c); Es dürfte sich vorwiegend um Spaltprodukte der aktiven Proteasen handeln, die durch Autodigestion entstanden sind. Bemerkenswerterweise fanden wir nicht nur IgE-Antikörper, sondern in zahlreichen Fällen auch spezifische IgG-Antikörper. Letztere ergaben häufig Reaktionsmuster, die den mit Immunglobulin E erhaltenen Befunden glichen.

Tabelle 8. Eigene Untersuchungen über Sensibilisierungen gegen weitere molekular definierte, natürlich vorkommende Antigene

Antigen	Herkunft	Struktur	Anzahl der Aminosäuren	MW (Daltons)	Anzahl der von uns beobachteten klinisch manifesten Sensibilisierungen (Typ I)	
Papain	Carica papaya	Polypeptid	212	23 000	18	Baur et al. 1982 b König et al. 1981
Bromelin	Ananasfrüchte u. -strünke	Glykoprotein	144–231	23 000– 32 000	1	Baur u. Fruhmann 1979
Subtilisin	Bacillus subtilis	Polypeptid	275	27 000	10	Baur 1981 a
Trypsin	Schweinepankreas	Polypeptid	223	24 000	6	Baur et al. 1984 c
	Rinderpankreas	Polypeptid	223	24 000		
Alpha-Amylase	Schweinepankreas	Protein	496	55 000	3	Baur et al. 1984 c
bovines Serumalbumin	Rind	Protein	552	67 000	1	Baur et al. 1983 b
Glucoseoxidase	Aspergillus niger	Glykoprotein (2 Apoenzyme)	1250	186 000 (2 × 79 000)	1	Baur et al. 1983 b
Pilzamylase	Asp. oryzae	Glykoprotein	478	54 000	3	Baur et al. in Vorbereitung

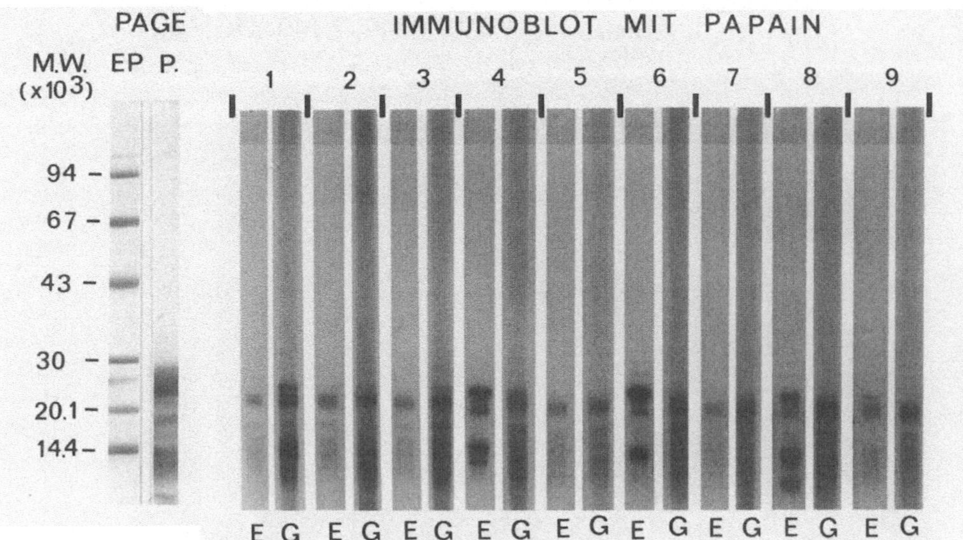

Abb. 36a–c. Immunoblots mit den Antigenen Papain, Subtilisin und Trypsin und mit Seren von sensibilisierten Personen. Die Antigene wurden in einem SDS-Polyacrylamid-Gradientengel (PAGE 5–20%) aufgetrennt. Ganz links sind die parallel untersuchten Eichproteine *(EP)* dargestellt; diese wurden ebenso wie der jeweils daneben befindliche Gelstreifen, der das aufgetrennte Antigen enthält, mit Coomassie-Brillant-Blau R-250 gefärbt. Die einzelnen Zahlen bezeichnen die Seren sensibilisierter Patienten (Nrs. 1–9) bzw. einer Kontrollperson (K1). *E* Darstellung der von menschlichen IgE-Antikörpern gebundenen Komponenten. *G* Darstellung der von menschlichen IgG-Antikörpern gebundenen Komponenten.
a Immunoblot mit Papain (P.; Fa. Sigma Chemical Co., St. Louis, Lot. 45C-0297; versetzt mit Phenylmethansulfonylfluorid)

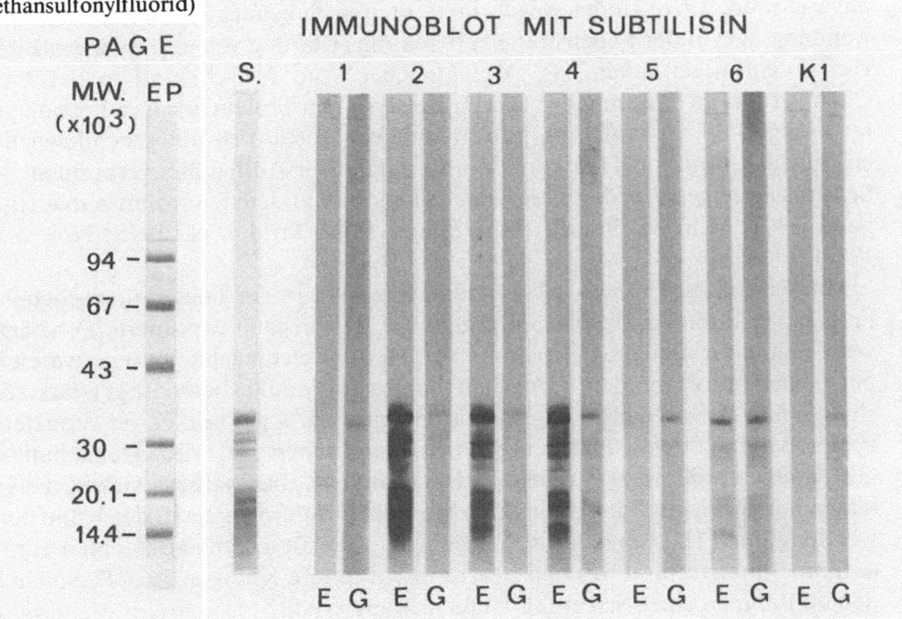

b Immunoblot mit Subtilisin (S.; Fa. Novo, Kopenhagen; versetzt mit Phenylmethansulfonylfluorid)

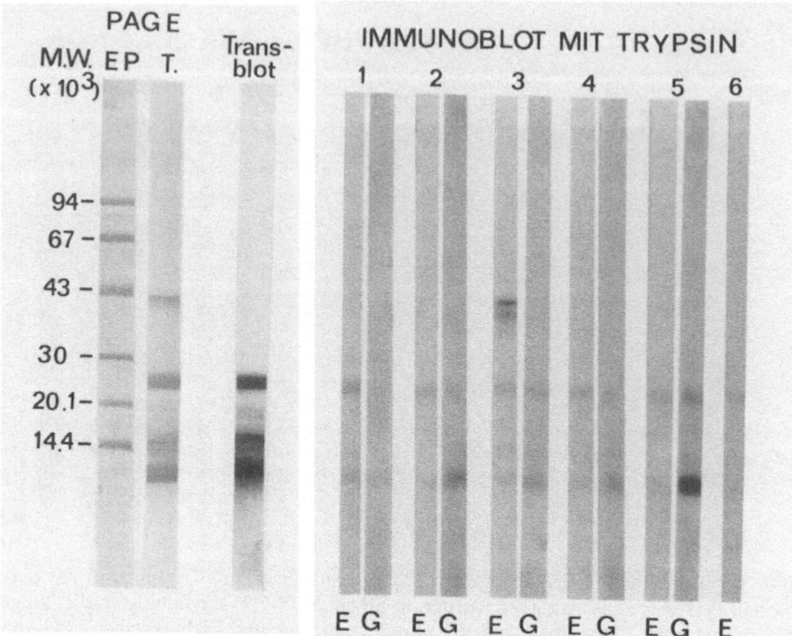

Abb. 36c. Immunoblot mit Trypsin (T., Trypure, Fa. Novo, Kopenhagen; versetzt mit Trasylol)

Proteasen

Papain. Papain, eine Sulfhydryl-Protease aus der Frucht und dem Latex der Papaya (Arnon, 1976) findet wegen ihres breiten Substratspektrums vielfältige Anwendung, v. a. in der Lebensmittelzubereitung (Klärung von exportiertem Bier und von Fruchtsaftgetränken, als „Weichmacher" von Fleisch) und in der Protein-Chemie (u. a. im Rahmen der Strukturanalyse von Proteinen). Der Einsatz größerer Mengen der extrahierten, pulverförmigen Protease ist mit erheblicher Staubentwicklung, d. h. mit Hautkontakt und inhalativer Aufnahme, verbunden. Typ-I-Sensibilisierungen wurden vereinzelt bereits von anderen Autoren mitgeteilt (Osgood, 1945; Milne u. Brand, 1975; Flindt, 1978; Tarlo et al., 1978; Novey et al., 1980).

In den Jahren 1977 bis 1984 untersuchten wir in der Pneumologischen Abteilung 38, an ihren Arbeitsplätzen gegenüber Papainstaub exponierte Personen: 24 wendeten in Großküchen Papain-haltige Fleischweichmacher an, vier waren in einer Gewürzmühle mit dem Abpacken derartiger Produkte beschäftigt (starke Exposition), eine Person hatte Kontakt mit den zur Klärung von Bier verwendeten Enzympräparaten, zwei Pharmazie-Assistenten waren bei der Herstellung von „verdauungsfördernden Arzneimittelspezialitäten" beschäftigt; sieben Personen hatten nur geringgradigen, indirekten Kontakt, insofern als sie in der Nähe der Anwendung der Fleischmachersalze arbeiteten. Die Beschäftigten suchten zum Teil aufgrund ihrer respiratorischen Beschwerden unsere Klinik auf; 29 Personen wurden im Rahmen einer Screening-Untersuchung erfaßt.

Tabelle 9 gibt die anamnestischen Daten, die klinischen Diagnosen und die Ergebnisse von Hauttest, IgE- und IgG-RAST der 38 Kontaktpersonen wieder. Krank-

Tabelle 9. Klinische Daten und Untersuchungsergebnisse von 38 Papain-Arbeitern

Proband Nr.	Dauer der Papain-Exposition (Jahre)	Durch Papain hervorgerufene Erkrankungen[a]	Testergebnisse mit Papain[b]		
			Hauttest (Prick) 0,1 mg/ml	IgE-RAST[c] (PRU/ml)	IgG-RAST[d] (RU)
a) Patienten mit starker Exposition					
1	8,0	A, R, H	−	< 0,54	40
2	8,0	R, K	−	< 0,54	324
3	4,0	A, R, K, H	+	0,85	77
4	3,0	A, R, H	−	< 0,54	405
b) Patienten mit mittelgradiger Exposition					
5	20,0	−	−	< 0,54	< 11
6	20,0	−	−	< 0,54	< 11
7	15,0	A, R	+ +	3,00	< 11
8	13,0	A	+ + +	988,00	54
9	10,0	A, R	+ + +	4,80	13
10	10,0	−	−	< 0,54	< 11
11	8,0	−	+ +	0,60	< 11
12	8,0	−	+ +	< 0,54	< 11
13	8,0	A, R, K	+ + + +	60,15	40
14	6,0	A, R	+ + +	19,50	24
15	5,5	A, R, K	+ +	0,69	< 11
16	4,7	A, R	+ + + +	222,50	21
17	4,7	A	+ + + +	60,00	< 11
18	4,7	A, K	+ +	18,10	24
19	4,5	−	−	< 0,54	< 11
20	4,1	A, R	+ + +	183,00	18
21	3,0	−	−	< 0,54	< 11
22	1,5	−	−	< 0,54	< 11
23	1,0	−	−	< 0,54	< 11
24	0,7	−	−	< 0,54	< 11
25	0,5	A, R	+ + +	7,60	32
26	0,2	−	−	< 0,54	< 11
27	10,0	A, R, K, H	+ +	32,80	13
28	4,5	A	+ +	9,90	< 11
29	4,0	−	−	< 0,54	< 11
30	7,0	A, R	+	23,30	< 11
31	5,0	A, K	n.d.	560,00	< 11
c) Patienten mit geringer Exposition					
32	4,0	−	n.d.	< 0,54	< 11
33	21,0	−	−	< 0,54	< 11
34	10,5	−	−	< 0,54	< 11
35	10,0	−	−	< 0,54	12
36	8,0	A, R	+ +	0,73	192
37	4,7	R	+	0,80	25
38	4,0	−	−	< 0,54	< 11

[a] A = Asthma bronchiale; R = Rhinitis; K = Konjunktivitis; H = kutane Reizerscheinungen (Erythem, Juckreiz, Urtikaria).

[b] Untersuchungen mit Roh-papain (Sigma Chemical Co., St. Louis, Lot. 45C-0297); Vergleichsuntersuchungen mit zweifach kristalliertem Papain (Sigma Chemical Co., St. Louis, Lot. 38C-8145) ergaben geringgradig höhere Werte.

[c] Ein Kontrollkollektiv (60 nicht-exponierte Asthmatiker) ergab folgende IgE-RAST-Werte: $0,15 \pm 0,39$ PRU/ml ($\bar{x} \pm 2$ SD); Werte $> 0,54$ PRU/ml sind daher als positiv bewertet.

[d] Ein Kontrollkollektiv (14 nicht-exponierte Personen) ergab folgende IgG-RAST-Werte: $7,1 \pm 3,4$ RU ($\bar{x} \pm 2$ SD); Werte > 11 RU sind als positiv bewertet.

n.d. = nicht durchgeführt

heitssymptome entwickelten alle vier stark exponierten (Gruppe a), 15 der mittelgradig (Gruppe b) und zwei der sieben gering exponierten Personen (Gruppe c). Im Vordergrund der Beschwerden standen Asthmaanfälle (19mal) und Rhinitis (16mal); Personen mit intensivem Papain-Kontakt unterschieden sich insofern, als sie über blutig tingiertes Nasensekret und stärkere kutane Reizerscheinungen klagten.

Hauttest und IgE-RAST, die insgesamt gut miteinander korrelieren (nur bei Patient Nr. 12 liegen diskrepante Befunde vor), fielen in allen symptomatischen Fällen und bei einem asymptomatischen Probanden der Gruppe b und c, ferner bei einem der vier symptomatischen Personen der Gruppe a übereinstimmend positiv aus. Die negativen bzw. schwach positiven Ergebnisse der Gruppe a sprechen, ebenso wie die Art der rhinitischen und kutanen Symptomatik, für vorherrschende Reizwirkungen der aktiven Protease und nicht für immunologisch vermittelte Krankheitserscheinungen.

Der Sensibilisierungsindex in der in einem Screening erfaßten Gruppe ist mit 34,5% (10/29) ungewöhnlich hoch.

Die klinische Relevanz der Papain-spezifischen IgE-Antikörper zeigt der bronchiale Provokationstest: In allen neun Fällen mit IgE-Nachweis führte die Inhalation von 0,001 bis max. 0,5 mg Papain zu einer signifikanten bronchial-obstruktiven Sofortreaktion, in vier Fällen zusätzlich zu verzögerten bronchialen Reaktionen; drei nicht-exponierte Asthmatiker zeigten demgegenüber einen negativen Ausfall des Provokationstests mit 0,5 mg Papain (Baur et al., 1982).

Bei allen Personen dieses Kollektivs konnten zusätzlich Papain-spezifische IgG-Antikörper untersucht werden. Die Gegenüberstellung mit den IgE-RAST-Werten ergibt, daß die Antikörper beider Immunglobulinklassen im allgemeinen ein gleichartiges Verhalten zeigen, wenn auch keine enge quantitative Korrelation besteht: Elf der 17 Beschwerdeträger mit mittelgradiger oder geringer Exposition weisen sowohl IgE- als auch IgG-Antikörper auf, übereinstimmend negative Befunde finden sich bei 15 der 17 symptomfreien Arbeiter (Vogelmeier, 1985). Einmal besitzt ein beschwerdefreier Proband (Nr. 11) einen niedrigen IgE-Antikörper-Titer und einen positiven Hauttest; in einem anderen asymptomatischen Fall (Nr. 35) liegt ein grenzwertig positiver IgG-Wert vor. Die auffallend hohen IgG-Antikörper-Titer der stark exponierten Gruppe weichen vom allgemeinen Trend ab (Tabelle 9).

Im Immunoblot erweist sich Papain als verunreinigt bzw. infolge Autodigestion mit Spaltprodukten versetzt. Mit der dem intakten Papain zuzuordnenden starken Bande (bei MW 23000 Daltons) reagieren sowohl IgE- als auch IgG-Antikörper sensibilisierter Personen; es finden sich darüber hinaus weitere Antikörper-bindende Bestandteile, die überwiegend ein niedriges Molekulargewicht besitzen und zumindest zum Teil Papainfragmenten entsprechen dürften (Abb. 36a).

Bromelin. Bromelin stellt ein Gemisch sehr ähnlicher Sulfhydryl-Proteasen der Ananasfrucht und -strünke (Ananas comosus; Takahashi et al., 1973; Arens, 1977) dar und findet vorwiegend unter fragwürdiger Indikation im medizinischen Bereich Verwendung (z.B. zur Fibrinolyse, Wundheilung, Tumorbehandlung).

Eine Pharmazie-Assistentin, die auch Kontakt mit Papain hatte (Pat. 9 in Tabelle 9) entwickelte regelmäßig während der Herstellung Bromelin-haltiger Arzneimittel Asthmaanfälle, Fließschnupfen, Niesreiz, z.T. auch Konjunktivitis und urtikarielle Hautveränderungen. Im Prick-Hauttest mit Bromelin-Präparaten von drei verschiedenen Herstellern (Extrakt-Chemie, Stadthagen; Merck, Darmstadt; Müller-Rorer, Bielefeld) traten bereits bei einer Konzentration von 1 mg/ml dreifach positive Sofortreaktionen auf. Der mit denselben Bromelin-Präparaten durchgeführte IgE-RAST ergab Werte zwischen 76,7 und 100 PRU/ml. Die bronchiale Provokationstestung mit 0,03 mg Bromelin löste eine prolongierte asthmatische Reaktion mit einem Anstieg des Atemwegswiderstandes um mehr als 100% aus. Interessant ist, daß auch nach peroraler Aufnahme von 190 g Ananasfrucht eine signifikante asthmatische Reaktion (Anstieg des Atemwegswiderstandes um 3,6 cm $H_2O \cdot s/l$) auftrat, die mit Völlegefühl, abdominellen Schmerzen, Übelkeit und Diarrhoe vergesellschaftet war. Die hochsignifikante Hemmung der IgE-Antikörper-Bindung an Bromelin durch Vorinkubation des Patientenserums mit Ananassaft (RAST-Inhibitionstest) beweist, daß die Ananasfrucht hohe Konzentrationen dieser Protease enthält (Baur u. Fruhmann, 1979).

Subtilisin. Subtilisin bezeichnet alkalische Serinproteasen mit einem Aktivitätsoptimum bei 50-60 °C, die von Bacillus subtilis (Stämme Carlsberg, BPN u. a.) isoliert werden (Ottesen u. Sevensen, 1976). Seit Ende der 60er Jahre wird Subtilisin in großem Umfang Waschmitteln zugefügt. Nach dem Auftreten schwerer Asthmaerkrankungen bei Personen, die in der Herstellung entsprechender Produkte beschäftigt waren und vereinzelt auch bei Verbrauchern (Flindt, 1969; Wüthrich u. Schwarz-Speck, 1970; Little et al., 1973; Pepys et al., 1973; Zetterström, 1978; Liss et al., 1984) wurde Anfang der 70er Jahre eine Granulierung der Enzymzusätze vorgenommen, so daß die inhalative Aufnahme weitestgehend verhindert wird.

Wir untersuchten drei Personen, die an ihrem Arbeitsplatz, einer Waschmittelfabrik, starke Überempfindlichkeitsreaktionen der Atemwege entwickelten, ferner sieben Probanden, die anamnestisch kutane und/oder respiratorische Reizerscheinungen nach Kontakt mit Waschmitteln oder mit frisch gewaschenen Textilien angaben (Probanden Nr. 4-10). Des weiteren wurden 38 Asthmatiker mit dem Verdacht auf ein unspezifisches hyperreagibles Bronchialsystem (Dyspnoezustände u. a. nach Exposition gegenüber jeglicher Art von Staub, so auch von Waschmittelstaub) und 18 gesunde Kontrollpersonen in die Studie aufgenommen.

Die drei in der Produktion Beschäftigten klagten v. a. über Asthmaanfälle, während bei den Verbrauchern kutane Überempfindlichkeitsreaktionen im Vordergrund standen, jedoch gelegentlich auch Rhinitiden und bronchiale Beschwerden zu verzeichnen waren (Tabelle 10).

IgE-Antikörper gegen Subtilisin waren in allen Fällen mit expositionsbezogenen Krankheitserscheinungen (Probanden Nr. 1-10) und in drei der 38 Fälle mit uncharakteristischen Beschwerden festzustellen (Probanden Nr. 11-13). Bemerkenswert ist darüber hinaus der Nachweis niedriger IgG-Antikörper-Titer, bevorzugt im Kollektiv mit kutanen Überempfindlichkeitsreaktionen. Gesunde Kontrollpersonen zeigten weder Antikörper der IgE- noch IgG-Klasse. Der in zwei Fällen (Patient Nr. 7 und 9) durchgeführte nasale Provokationstest (Subtilisin-Konzentration 10 mg/ml) bestätigte die klinisch relevante Sensibilisierung.

Im Immunoblot erkennt man, daß die IgE- bzw. IgG-Antikörper der Patienten v. a. mit dem im Molekulargewichtsbereich um 27000 Daltons wandernden Subtilisin reagieren, jedoch auch mehrere kleinere Komponenten (Fragmente?) erfassen (Abb. 36b).

Tabelle 10. Sensibilisierungen gegen die Waschmittelprotease Subtilisin: Ergebnisse der klinischen und immunologischen Untersuchungen

Proband	Subtilisin-Exposition[a]	durch Subtilisin hervorgerufene Erkrankungen[b]	Testergebnisse mit Subtilisin Carlsberg (Novo, Kopenhagen)		
			Prick-Hauttest (10 mg/ml)	IgE-RAST[c] (PRU/ml)	PA-RAST[d] (RU)
1	W	A	+ + + +	22,63	< 1
2	W	A, R	n. d.	19,13	< 1
3	W	A	n. d.	3,70	1,0
4	V	E	n. d.	0,63	2,7
5	V	A, R	+ + +	1,14	1,3
6	V	D	n. d.	1,06	1,7
7	V	D, R	+ + + +	3,50	3,4
8	V	D	Ø	0,90	1,9
9	V	A, R	+ +	1,10	2,2
10	V	E, R, B	+ +	1,40	n. d.
11	V	?	Ø	1,0	n. d.
12	V	?	Ø	0,5	1,6
13	V	?	(+)	1,10	n. d.
35 weitere Asthmatiker	V	?	Ø–(+)	20,35	n. d.
18 Gesunde	V	–	Ø	< 0,25	≦ 1,2

[a] W = Waschmittelproduktion; V = Verbraucher
[b] A = Asthma; B = Bronchitis; D = Dermatitis; E = Erythem; R = Rhinitis
[c] positive Ergebnisse = > 0,35 PRU/ml
[d] positive Ergebnisse = > 2 RU; n. d. = nicht durchgeführt

Trypsin. Über allergische Atemwegserkrankungen durch Pankreatin, einem aus Schweine-, seltener aus Rinderpankreas gewonnenen pulverförmigen Extrakt liegen mehrere Berichte vor (Übersicht bei Baur et al., 1984 c). Die krankheitauslösenden Komponenten waren bisher unbekannt.

Es wurden fünf Personen untersucht, die regelmäßig während der Herstellung oder Anwendung entsprechender Produkte Überempfindlichkeitsreaktionen der Atemwege entwickelt hatten. Bei zwei weiteren Probanden war es nach Kontakt mit isoliertem Schweine- bzw. Rindertrypsin zu einem anaphylaktischen Schock gekommen (Tabelle 11).

Die RAST-Ergebnisse zeigen, daß Trypsin (Hermodson et al., 1973) neben Amylase eines der wesentlichen Antigene des Pankreatins darstellt. In drei Erkrankungsfällen sind Trypsin-spezifische IgE-Antikörper nachweisbar, einmal entsprechende IgG-Antikörper (Tabelle 11). Letztere sind nicht mit dem Auftreten einer allergischen Alveolitis korreliert. Im RAST-Inhibitionstest konnte zweimal eine ausschließliche Sensibilisierung gegen Trypsin gesichert werden (durch Vorinkubation des Serums mit Trypsin war die Reaktion der IgE-Antikörper mit Pankreatin vollständig inhibierbar; Baur et al., 1984 c).

Auch in der Immunoblot-Technik läßt sich die IgE-vermittelte Sensibilisierung gegen Trypsin feststellen (Abb. 36 c).

Tabelle 11. Sensibilisierungen gegen Pankreatin und seine Komponenten: Klinische Befunde und Antikörpertiter

Patient Nr.	Exposition			IgE-RAST* (PRU/ml)			PA-RAST[a] (RU)		
	Substanz	Tätigkeit/ Anwendung	Erkrankung	Pan-kreatin	Tryp-sin	α-Amy-lase	Pan-kreatin	Tryp-sin	α-Amy-lase
1[b]	Rindertrypsin	Mundheilpaste	anaphylakt. Schock	12,40	95,80	0,04	3,4	2,6	<1
2	Schweine-trypsin	Trypsin-Spray (Behdl. d. Ulcus cruris)	Asthmaanfälle, anaphylakt. Schock	3,30	2,80	0,22	1,0	1,7	<1
3	Schweine-trypsin	Trypsin-Spray (Kranken-pflege)	Asthmaanfälle	13,30	2,90	10,50	<1	<1	<1
	Schweine-pankreatin	Pankreatinsub-stitution (Kranken-pflege)	Asthmaanfälle, Konjunktivitis						
4	Schweine-pankreatin	Arzneimittel-herstellung	Asthmaanfälle	0,60	0,18	0,35	2,7	1,8	1
5	Schweine-pankreatin	Arzneimittel-herstellung	Asthmaanfälle	0,30	0,07	0,35	3,9	<1	2
6	Schweine-pankreatin	Arzneimittel-herstellung	Asthmaanfälle	0,71	0,04	0,54	1,1	1,7	<1
7	Schweine-pankreatin	Arzneimittel-herstellung	Asthmaanfälle	0,15	0,06	0,16	4,5	2	2,1

[a] Untersuchungen mit Extrakten aus Schweinepankreas: Pankreatin Sandoz 34396, Trypsin = Trypure® Novo, Alpha-Amylase Boehringer Mannheim 109806, Rinder-Pankreatin (Merck 7130) und Rindertrypsin (Boehringer Mannheim 109819) lieferten nahezu identische Ergebnisse wie die korrespondierenden Präparate vom Schwein (Baur et al., 1984c).

[b] Klinische Untersuchung dieses Falles: Dr. Galosi, Dermatol. Univ. Klinik, München.

Andere Enzyme

Pankreas-Amylase. Wie bereits in Tabelle 11 erkennbar, gehen die durch Pankreatin hervorgerufenen anaphylaktischen Reaktionen zum Teil auf eine Sensibilisierung gegen den Bestandteil Alpha-Amylase (Kluh, 1981) zurück. Der im homologen und heterologen System durchgeführte RAST-Inhibitionstest erhärtete diese Befunde (Baur et al., 1984 c).

Glucoseoxidase von Aspergillus niger. Eine Person, die in der Herstellung von Schimmelpilzenzymen beschäftigt war, erkrankte an einem schweren, arbeitsbezogenen Asthma bronchiale. Durch Hauttest und RAST konnte eine hochgradige Sensibilisierung gegen Glucoseoxidase von Aspergillus niger (Tsunge et al., 1975) gesichert werden; die Intrakutantestung (1 µg/ml) war dreifach positiv, der IgE-RAST betrug 14 PRU/ml.

Amylase von Aspergillus oryzae. Dieses Enzym wird heute routinemäßig dem Backmehl zugefügt, um einen schnellen Stärkeabbau und damit eine bessere Backqualität zu erhalten. Drei in Bäckereien beschäftigte Probanden, die an Rhinitis und/ oder Asthma litten, zeigten nicht die zunächst erwartete Mehlstaub-Sensibilisierung, sondern eine IgE-vermittelte Überempfindlichkeit gegen die Pilzamylase; die IgE-RAST-Werte ergaben 1,9, 3 und 28 PRU/ml.

Bovines Serumalbumin

Eine Laborantin bemerkte, daß Kontakt mit Lösungen, die bovines Serumalbumin enthielten, zu Erythem, schweren urtikariellen und zum Teil ekzemartigen Hautveränderungen führte. Bereits eine geringgradige Staubentwicklung, z.B. im Rahmen des Abwiegens von Milligramm-Mengen dieses Albumins, löste Rhinitis, Konjunktivitis, Hustenreiz, z.T. auch Dyspnoezustände aus. Prick-Test (1 mg/ml; vierfach positiv) und IgE-RAST (14,2 PRU/ml) wiesen auf eine starke Sensibilisierung gegen bovines Serumalbumin hin. Auffallend war die im IgE-RAST nachweisbare Mitreaktion von Rinderepithel (3,1 PRU/ml). Im PA-RAST konnten keine spezifischen IgG-Antikörper nachgewiesen werden.

Synthetische Antigene am Beispiel der Isocyanate

Aus Isocyanaten und Polyolen werden Polyurethane synthetisiert. Sie finden Verwendung für die Herstellung von Kunststoffartikeln, Schaumstoffen, Isolier- und Beschichtungsmaterialien, Lacken, Klebstoffen und anderem mehr. Die jährliche Produktion der vorwiegend eingesetzten, z.T. modifizierten Diisocyanate TDI, MDI und HDI liegt bei über einer Million Tonnen. Die Zahl der weltweit gegenüber Isocyanaten exponierten Berufstätigen wird auf mindestens eine halbe Million geschätzt. Nach Untersuchungen von Karr et al. (1978 b), Butcher et al. (1980) und Peters (1975) muß davon ausgegangen werden, daß etwa 5% dieser Personengruppe Atemwegserkrankungen entwickeln. Die diesen Gesundheitsstörungen zugrundeliegenden pathophysiologischen Mechanismen waren bis vor kurzem unklar. Man vermutete vorwiegend toxische oder irritative Wirkungen am Respirationstrakt. Erstmals gelang Karol et al. (1978) der Nachweis spezifischer IgE-Antikörper gegen Isocyanat-Konjugate im Serum überempfindlicher Personen. In der Folgezeit kristallisierten sich zwei gegensätzliche Standpunkte heraus: Die Arbeitsgruppe von Karol et al. vertrat zunächst die Ansicht, daß Isocyanat-bedingte Atemwegserkrankungen ausschließlich auf einer Typ-I-Sensibilisierung beruhen; demgegenüber wurde eine allergische Genese von Untersuchern in Frage gestellt, die keine entsprechenden Antikörper nachweisen konnten (Butcher et al., 1977; Danks et al., 1980; Weill et al. 1975).

Kollektivbeschreibung

In die Studie wurden 621 Beschäftigte der Isocyanat-verarbeitenden Industrie aufgenommen. 360 dieser Personen waren Angehörige von zwei Chemiekonzernen und eines Automobilherstellers; 180 Probanden wurden von uns im Rahmen der arbeitsmedizinischen Vorsorgeuntersuchungen nach dem berufsgenossenschaftlichen Grundsatz 27 oder wegen gutachterlicher Fragestellungen überwiegend mehrfach kontrolliert. Die restlichen 81 Arbeiter stammten von fünf auswärtigen Kliniken, die uns die Patientendaten sowie Serumproben zur Verfügung gestellt haben.

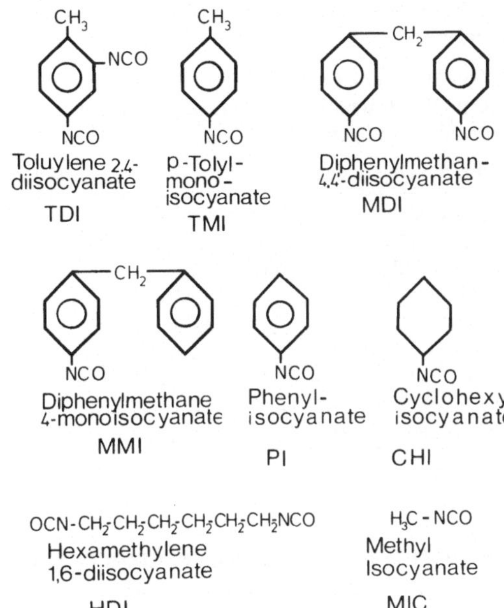

Abb. 37. Strukturformeln der häufigsten in der Industrie verwendeten Diisocyanate sowie zusätzlich untersuchter Monoisocyanat-Verbindungen

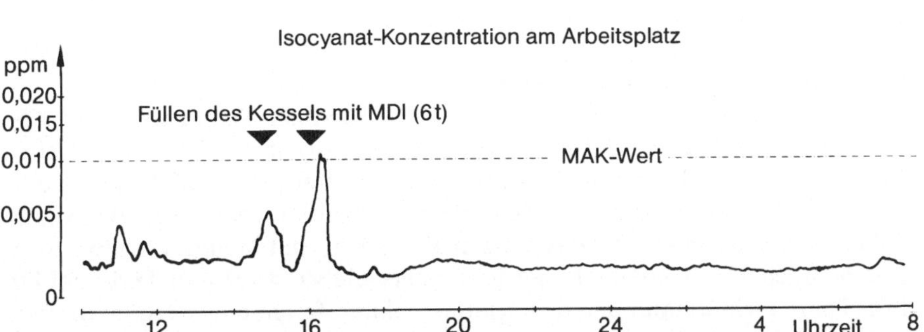

Abb. 38. Fortlaufende Registrierung der Isocyanat (MDI)-Luftkonzentration am Arbeitsplatz (chemische Fabrik, in der gebrauchsfertige Isocyanat-Komponenten hergestellt werden) mittels eines Monitors (MDA Scientific, Modell 7005). MAK = maximale Arbeitsplatzkonzentration; *ppm* parts per million

Die Tätigkeiten, bei denen ein Kontakt mit Isocyanaten bestand, umfaßte: Anmischen und Abfüllen von Isocyanat-Komponenten, Spritzen von DD-Lacken, Produktion verschiedenartiger Polyurethane, ferner Textilbeschichtung, Kaschierung, Klebearbeiten und Gebirgsverfestigung. Der Expositionszeitraum lag zwischen wenigen Wochen und 40 Jahren. 183 Personen hatten ausschließlich mit TDI Kontakt, 66 mit MDI, 82 mit HDI, 220 mit TDI, MDI und/oder mit anderen aromatischen Isocyanaten, 52 mit TDI, MDI und HDI, die restlichen mit anderen Isocyanaten (s. a. Abb. 37 und 38).

Tabelle 12. Art und Häufigkeit Isocyanat-bedingter Erkrankungen

Anzahl der untersuchten Isocyanat-Arbeiter:	621
Anzahl der Beschäftigten mit rezidivierenden expositionsbezogenen Beschwerden:	247
Klinische Diagnosen	Häufigkeit (n)
Asthmaanfälle	153
chronisch obstruktive Bronchopneumopathie	26
nicht-obstruktive Bronchitis	43
Rhinitis	42
Konjunktivitis	26
Urtikaria, Erythem	7
Ekzem	5
Fieberschübe	6
V. a. allergische Alveolitis	4

Durch Isocyanate ausgelöste Erkrankungen

Die Auswertung der anamnestischen Angaben, klinischen Befunde und Lungenfunktionsdaten ergab, daß in 247 der 621 Fälle Erkrankungen aufgetreten waren (Tabelle 12). Im Vordergrund standen akut oder chronisch obstruktive Ventilationsstörungen, nicht obstruktive Bronchitis, Rhinitis, Konjunktivitis, gefolgt von kutanen Überempfindlichkeitsreaktionen, Fieberschüben und Anzeichen einer allergischen Alveolitis.

Bestimmung Isocyanat-spezifischer IgE-Antikörper

a) Vorversuche über die Eignung verschiedener Isocyanat-Konjugate

Die chemische Analyse der nach den Beschreibungen von Tse und Pesce (1979; Methode 1) bzw. Scheel et al. (1964; Methode 2) hergestellten TDI-HSA-Konjugate zeigt, daß die mit der letzteren Methode erhaltenen Präparationen eine signifikant höhere Substitution von TDI aufweisen als jene, die mit Methode 1 gewonnen wurden, nämlich 43–53 mol TDI/mol Protein gegenüber 20–28 mol TDI/mol Protein. Dies kann auch anhand der Absorptionsspektren festgestellt werden, da der TDI-Gehalt zu einer stärkeren Absorption im UV-Bereich führt (Abb. 39).

In weiteren Vorversuchen wurde geprüft, welche Kopplungsmethode und welches Trägermolekül am besten für die Bestimmung der Antikörper im Patientenserum geeignet sind. Die IgE-RAST-Werte von neun symptomatischen Isocyanat-Arbeitern waren signifikant höher als jene von neun nicht exponierten Kontrollpersonen, wenn ein TDI-HSA-Konjugat mit niedrigerem Substitutionsgrad (Methode 1) eingesetzt wurde. Demgegenüber ergab die Verwendung eines Konjugats mit höherem Substitutionsgrad (Methode 2) keinen sicheren Unterschied zwischen den beiden Kollektiven (Dewair u. Baur, 1982).

Die nach Methode 1 durchgeführte Kopplung von TDI an Ovalbumin anstelle des humanen Serumalbumins führte zu einem nahezu vollständigen Verlust der Antigen-Aktivität: Von 21 sensibilisierten Probanden, die im RAST positive Ergebnisse mit TDI-HSA gezeigt hatten, reagierten nur drei schwach positiv und zwei grenzwertig mit TDI-Ovalbumin.

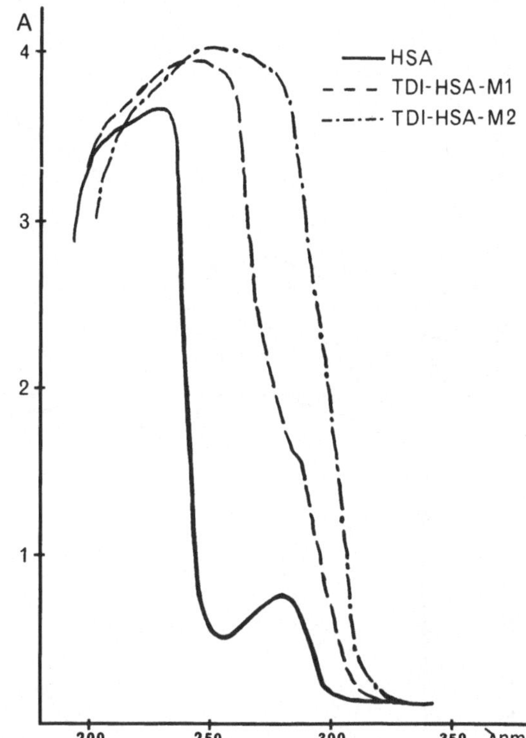

Abb. 39. Absorptionsspektren der nach Methode 1 *(M 1)* bzw. Methode 2 *(M 2)* hergestellten TDI-HSA-Konjugate im Vergleich zu humanem Serumalbumin (HSA)

In der Vorstellung, daß die Kopplung der Isocyanate an „natürliche" Reaktionspartner ein für die Diagnostik besser geeignetes Antigen ergibt, verwendeten wir ein menschliches Lungenhomogenat als Carrier und die TDI-Präparation nach Methode 1. Die mit diesem Konjugat erhaltenen Antikörper-Titer lagen um 17–63% $(\bar{x} \pm SD = 35 \pm 10\%; n = 4)$ niedriger als die entsprechenden Werte mit TDI-HSA.

Für die routinemäßigen Antikörper-Bestimmungen wurden Konjugate mit folgenden Substitutionsgraden des HSA-Moleküls eingesetzt: TDI-HSA 26, TMI-HSA 13, MDI-HSA 15 und MMI-HSA 10. Die Substitutionsgrade von HDI-HSA, CHI-HSA und PI-HSA sind bisher nicht bestimmt worden.

Die Versuche mit allen Isocyanat-Konjugaten wiesen darauf hin, daß die unspezifische Background-Aktivität vom Gesamt-IgE-Spiegel abhängt. Zur Quantifizierung wurden 48–55 Kontrollseren, deren Gesamt-IgE-Spiegel bekannt war, mit den von uns hergestellten Isocyanat-Konjugaten getestet. Die Abb. 40 a–i stellen die Ergebnisse der einzelnen von uns hergestellten Konjugate und des HSA dar; Eingezeichnet sind die linearen Regressionen sowie die 95%-Vertrauens-Bereiche. Die Auswertungen zeigen, daß bis zu Gesamt-IgE-Werten von etwa 1000 U/ml die übliche Negativ-Positiv-Grenze von 0,35 PRU/ml beibehalten werden kann. Für höhere Gesamt-IgE-Spiegel sollte der Beurteilung die für das jeweilige Isocyanat-Konjugat berechnete obere 95%-Vertrauenslinie zugrundegelegt werden.

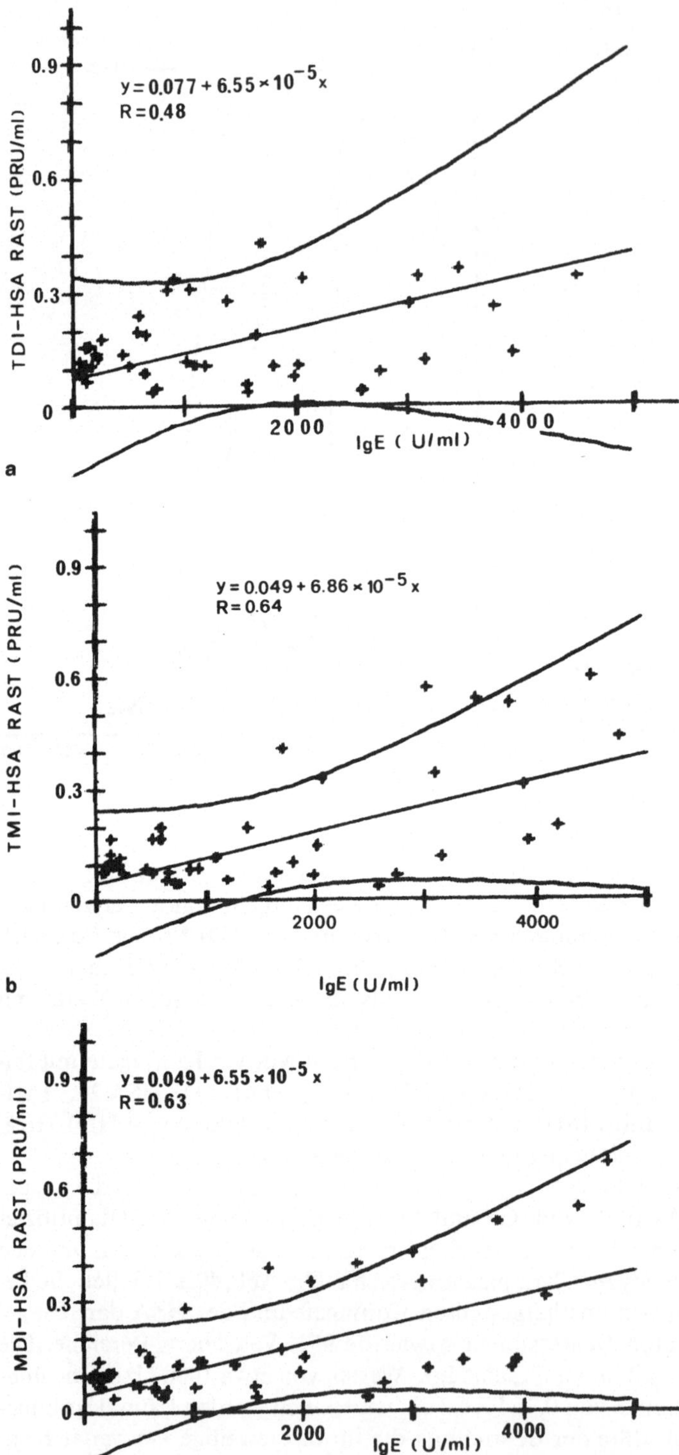

Abb. 40 a–c.
Legende s. S. 79

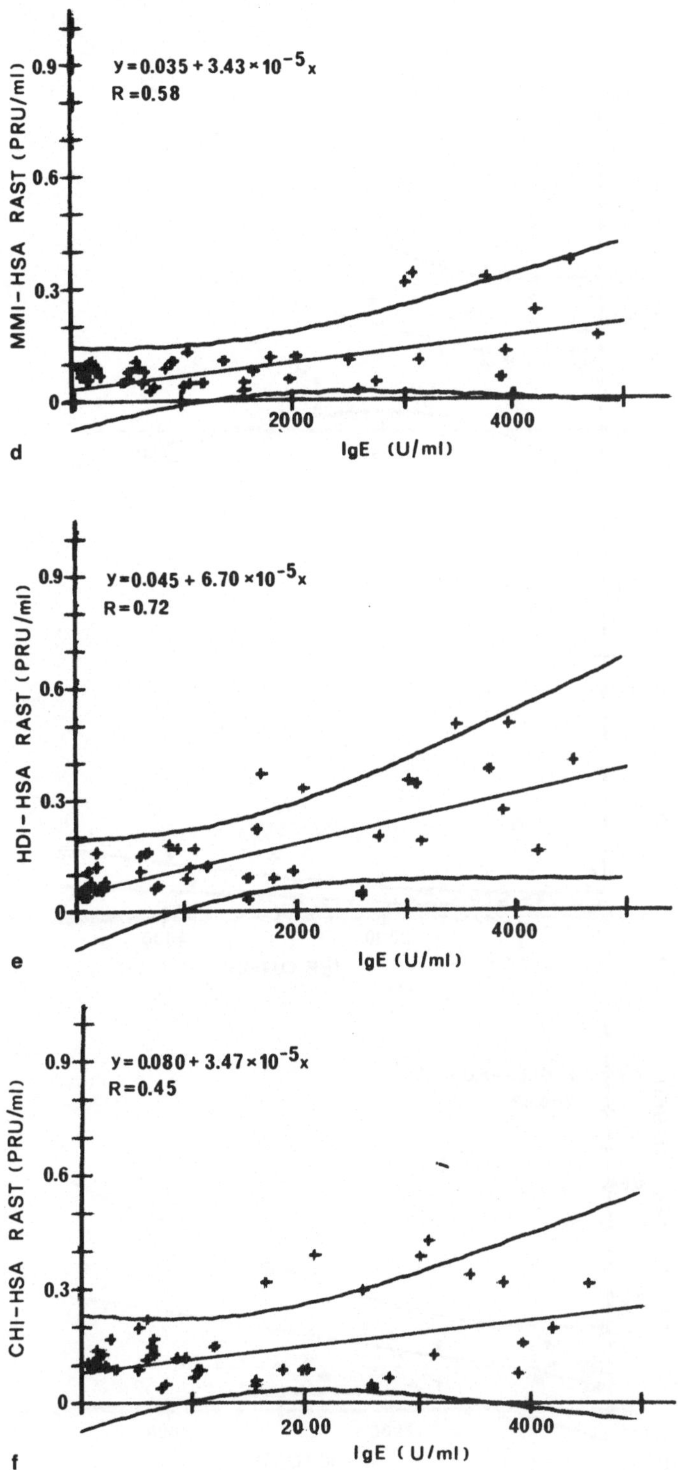

Abb. 40 d–f.
Legende s. S. 79

$y = 0.128 + 7.61 \times 10^{-5}\,x$
$R = 0.50$
PI-HSA RAST (PRU/ml)
IgE (U/ml)
g

$y = 0.011 + 1.53 \times 10^{-5}\,x$
$R = 0.55$
HSA RAST (PRU/ml)
IgE (U/ml)
h

$y = 0.066 + 5.06 \times 10^{-5}\,x$
$R = 0.62$
TDI-OA RAST (PRU/ml)
IgE (U/ml)
i

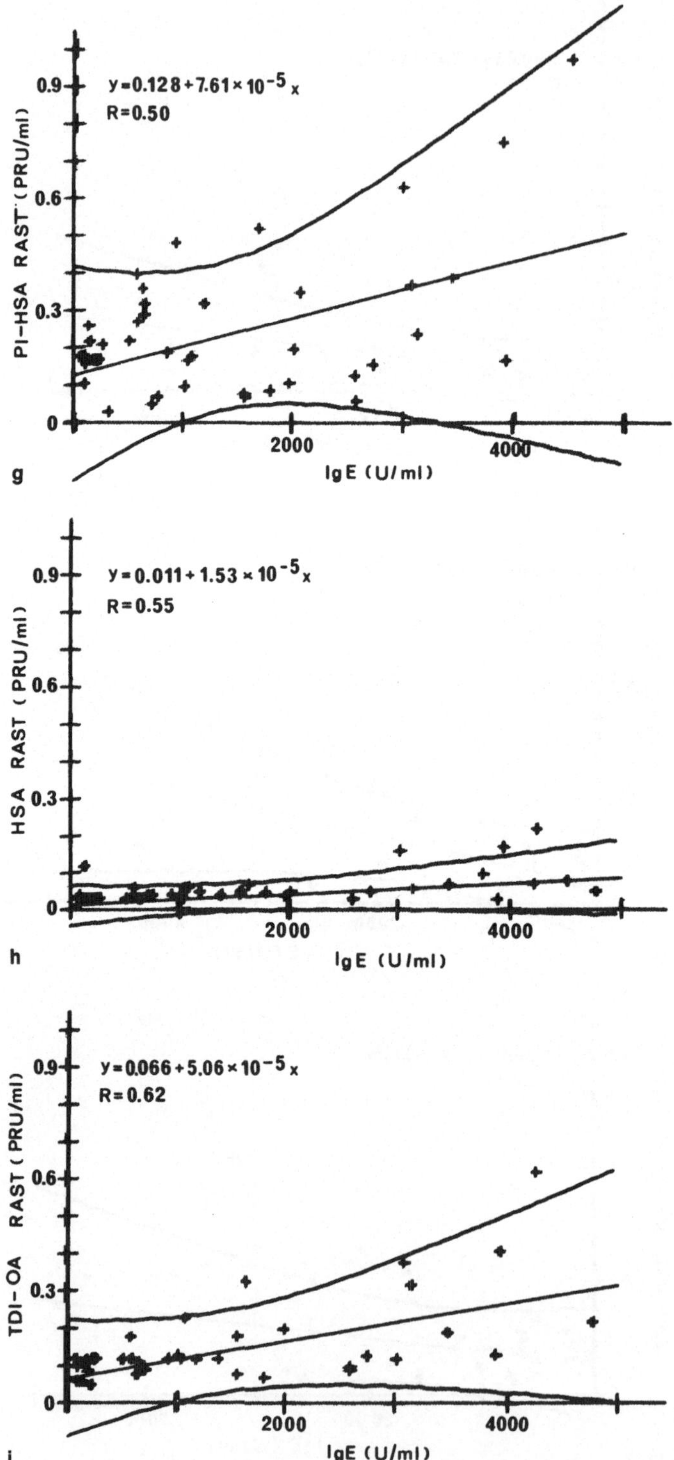

Abb. 40 g–i

Tabelle 13. Nachweis Isocyanat-spezifischer IgE-Antikörper mittels RAST bei 36 von 621 Isocyanat-Arbeitern

Proband Nr.	HSA-gebundene Isocyanate						
	TDI	TMI	MDI	MMI	HDI	CHI	PI
1	−	+	−	+	−	−	−
2	−	+	−	+ +	+	+	−
3	−	+	−	−	−	−	−
4	+	+ +	+	−	+ +	+ +	+
5	+	+	−	−	−	+	+
6	+ +	+ +	+	+ +	+ +	−	−
7	+ +	+	−	−	+ +	−	−
8	+ + +	−	−	−	−	−	+
9	+ + +	+ + +	+ + + +	+ + + +	+ + +	+ + +	+ + +
10	+ +	+ +	+	+ +	+ + +	+ +	+ + +
11	+ + + +	+ + + +	+ + + +	+ + + +	+ + + +	+ + + +	+ + + +
12	−	−	−	−	+ +	−	−
13	+ +	+ +	−	+	+ +	+ +	−
14	−	+	−	−	+ +	−	−
15	−	+ +	+ +	+ +	+	−	−
16	+ + +	+ + +	+ + +	+ + +	+ +	+ + +	+ +
17	−	+	−	−	+ +	−	−
18	−	−	−	+ +	+ +	−	−
19	+ + +	+ + +	+ + +	+ + +	+ +	+ +	+ +
20	+ +	+ +	+ +	+ + +	+ +	+	−
21	+ +	+ +	+ +	+ +	+ +	−	−
22	−	+	−	−	−	−	+ +
23	+ + + +	+ + + +	+ + + +	+ + + +	+ + +	+ + +	+ + +
24	−	−	−	+	+ +	−	−
25	+ + +	+ + + +	+ + +	+ + + +	+ + +	+ +	−
26	+ + +	+ + +	+ + +	+ + +	+ + + +	+ + +	+ + +
27	−	+	−	+ +	−	−	−
28	+	+ +	+	+ +	+ +	+	+
29	−	+	−	−	−	−	−
30	+ +	+	+	+	+ +	−	−
31	+ +	+ +	−	+ +	+	−	−
32	+ +	+ +	−	−	−	−	−
33	−	+	−	−	−	−	−
34	−	+	−	+	+ +	−	−
35	−	+ +	−	+ +	+ +	−	−
36	+	+	−	+	+	−	−

Abb. 40 a–i. Untersuchung der unspezifischen IgE-Bindung an die verschiedenen Isocyanat-Albumin-Konjugate im IgE-RAST. Es wurden jeweils die Seren von 48 bis 55 Kontrollpersonen getestet, die nicht gegenüber Isocyanaten exponiert waren und deren Gesamt-IgE-Spiegel bekannt war. Angegeben sind für jedes untersuchte Isocyanat-Albumin-Konjugat und das Trägermolekül HSA lineare Regression und oberer sowie unterer 95%-Vertrauensbereich. Für Serumproben mit einem Gesamt-IgE-Spiegel von > 1.000 U/ml muß die zum Teil deutlich oberhalb der routinemäßig verwendeten Positiv-Negativ-Grenze (= 0,35 PRU/ml) liegende unspezifische IgE-Bindung berücksichtigt werden. Z. B. ist ein mit TMI-HSA erhaltener Wert von 0,5 PRU/ml nicht als sicher pathologisch zu bewerten, wenn das Gesamt-IgE des betreffenden Serums > 3.500 U/ml beträgt. Das Trägermolekül HSA (Abb. 40 h) zeigt keine nennenswerte unspezifische Bindung

b) Isocyanat-spezifische IgE-Antikörper bei exponierten Personen

Die Serumproben der 621 Isocyanat-Arbeiter wurden mittels der RAST-Methode auf den Gehalt spezifischer IgE-Antikörper gegen die HSA-gebundenen Isocyanate TDI, TMI, MDI, MMI, HDI, CHI und PI geprüft (Tabelle 13). Signifikant positive Ergebnisse erhielten wir von 35 der 247 symptomatischen Personen (14%) und nur von einem der 374 asymptomatischen Arbeiter (Proband Nr. 4; 0,3%). Die Zuordnung der Diagnosen ergibt, daß IgE-RAST-positive Probanden häufiger an Asthma bronchiale, Rhinitis, Konjunktivitis (p < 0,01) und Urtikaria leiden als RAST-negative Personen.

Wie Tab. 13 zeigt, wurden mit TMI-HSA am häufigsten Isocyanat-spezifische IgE-Antikörper nachgewiesen (33mal), gefolgt von HDI (27mal), MMI (24mal), TDI (15mal), CHI-HSA (14mal) und PI-HSA (12mal). Es fällt auf, daß die IgE-Antikörper der meisten Seren eine Reaktion mit verschiedenen Isocyanat-HSA-Konjugaten eingehen. Im allgemeinen führen die Mono-Isocyanat-Verbindungen (TMI-HSA, MMI-HSA) zu höheren Antikörper-Titern als die entsprechenden Diisocyanat-Konjugate (TDI-HSA, MDI-HSA).

Intrakutantestungen mit Isocyanat-HSA-Konjugaten

203 konsekutiv von uns untersuchte Isocyanat-Arbeiter wurden Intrakutantestungen mit den Konjugaten TDI-HSA, MDI-HSA, MMI-HSA (Konzentration bis 1 mg/ml), TMI-HSA und HDI-HSA (Konzentration bis 5 mg/ml) sowie HSA (Konzentration bis 5 mg/ml) und Histamin (Konzentration 0,01 mg/ml) unterzogen. Insgesamt konnte eine gute Übereinstimmung mit den IgE-RAST-Ergebnissen erzielt werden. 150 asymptomatische Isocyanat-Arbeiter und 20 Kontrollpersonen zeigten in beiden Untersuchungsmethoden negative Resultate. Von den 53 symptomatischen Arbeitern wiesen neun signifikante IgE-Antikörper-Titer im RAST gegen TMI-HSA auf; sechs dieser Personengruppe zeigten auch eine signifikant positive Hauttestreaktion mit demselben Antigen. Von den sechs Probanden mit IgE-Antikörpern gegen MMI-HSA reagierten fünf auch im Hauttest mit MMI-HSA, ein Proband hatte ein negatives RAST-Ergebnis, jedoch einen schwach positiven Hauttestbefund. Fünf Personen wiesen sowohl im RAST als auch im Hauttest mit HDI-HSA ein positives Ergebnis auf. Die in vier Fällen mit Verdünnungsreihen durchgeführte Hauttestung ergab, daß die Personen mit hohen RAST-Werten bereits auf extrem niedrige Konzentrationen der Isocyanat-Konjugate kutane Sofortreaktionen entwickelten (bereits bei 0,005 mg/ml; s. a. Abb. 41).

TDI-HSA und MDI-HSA führten zu ähnlichen, im allgemeinen etwas schwächer ausgeprägten Hauttestreaktionen als die entsprechenden Monoisocyanat-Konjugate. Eine Ausnahme stellte Patient Nr. 8 dar, bei dem nur mit TDI-HSA eine stärkere kutane Reizantwort auszulösen war (s. korrespondierendes RAST-Ergebnis in Tabelle 13). HSA, das in Konzentrationen von 1 mg/ml und 5 mg/ml mitgetestet wurde, löste in keinem Fall ein positives Ergebnis aus.

Untersuchungen über die immunologische Kreuzreaktion verschiedener Isocyanat-Konjugate

Die IgE-Antikörper-Bindung an das von uns an HSA gebundene, handelsübliche TDI, das ein Gemisch von 2,4 und 2,6 TDI darstellt, kann durch Vorinkubation des Serums sowohl mit reinem 2,4 TDI-HSA als auch mit reinem 2,6 TDI-HSA bis zu

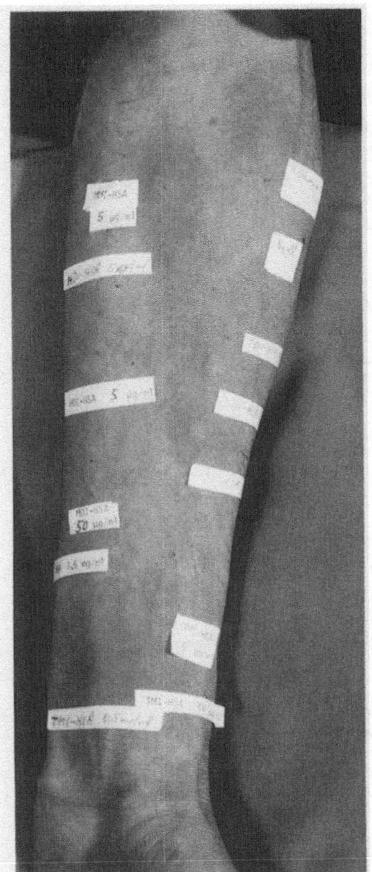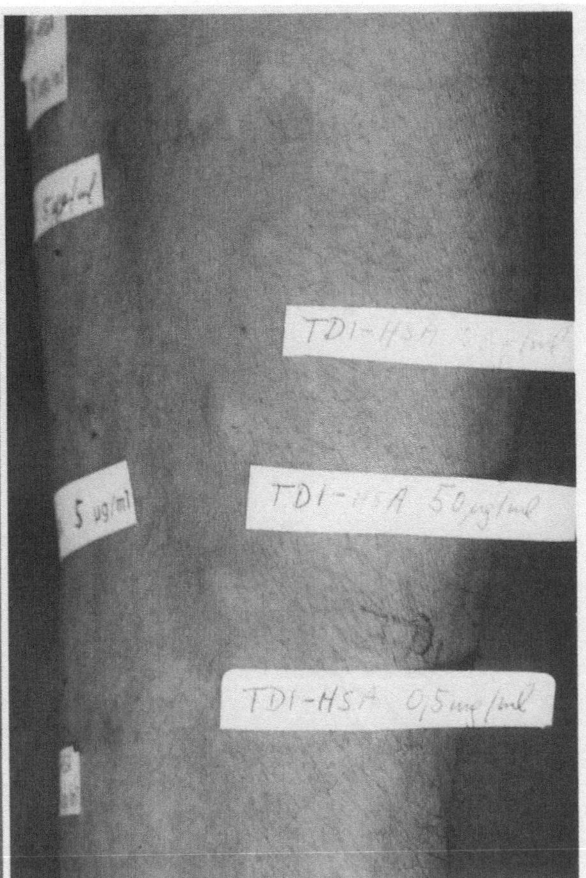

Abb. 41. Positive Sofortreaktion im Hauttest bei einem Patienten mit Sensibilisierung gegen verschiedene Isocyanate. Die Aufnahmen erfolgten 20 Minuten nach intrakutaner Applikation der verschiedenen Isocyanat-HSA-Verbindungen

97% gehemmt werden (Abb. 42 a). Dies zeigt eine vollständige immunologische Kreuzreaktion der beiden isomeren TDI-Konjugate an.

In den Abb. 42 b–l ist die gegenseitige Inhibition der IgE-Antikörper-Bindung durch die verschiedenen Isocyanat-Albumin-Konjugate dargestellt. Mit Serum Nr. 16 (s. Tabelle 13), das Antikörper gegen alle Isocyanat-Konjugate besitzt, läßt sich eine starke, dosisabhängige gegenseitige Inhibition bei Verwendung aller HSA-gebundenen Isocyanate nachweisen. Von Interesse ist insbesondere die nahezu vollständige Blockierung der IgE-Bindung an HDI-HSA durch die vier aromatischen Isocyanat-HSA-Verbindungen (TDI-, TMI-, MDI-, MMI-HSA; Abb. 42 f) und die bis zu 99% reichende Hemmung der IgE-Bindung an HSA-gekoppelte aromatische Isocyanate durch das aliphatische HDI-HSA (Abb. 42 b–e). TDI-Ovalbumin und humanes Serumalbumin, die im RAST negativ waren, üben keinen signifikanten Effekt im RAST-Inhibitionstest aus.

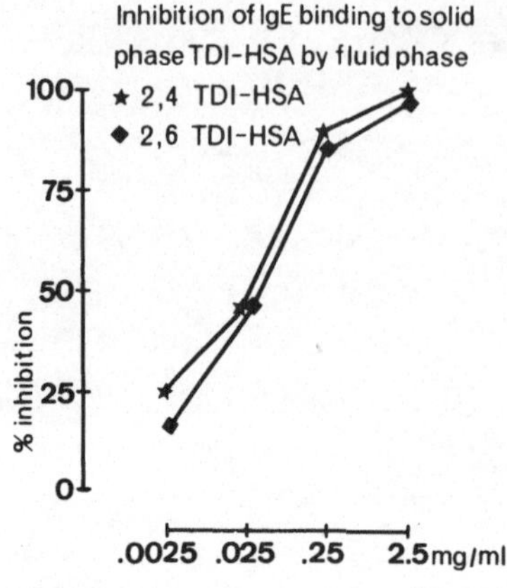
Inhibition of IgE binding to solid
phase TDI-HSA by fluid phase
★ 2,4 TDI-HSA
◆ 2,6 TDI-HSA
100
75
50
25
0
% inhibition
.0025 .025 .25 2.5mg/ml
a

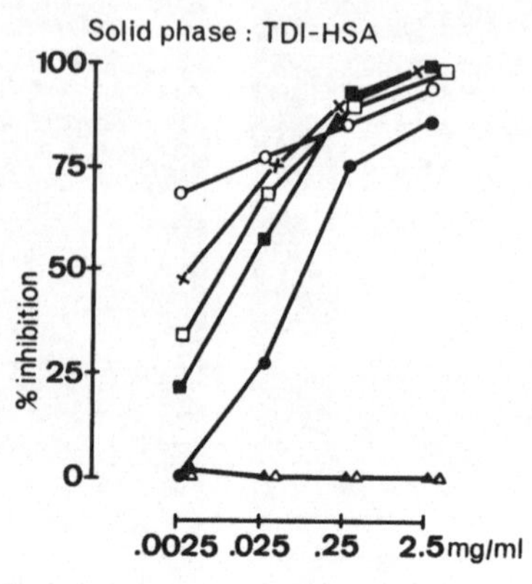
Solid phase : TDI-HSA
100
75
50
25
0
% inhibition
.0025 .025 .25 2.5mg/ml
b

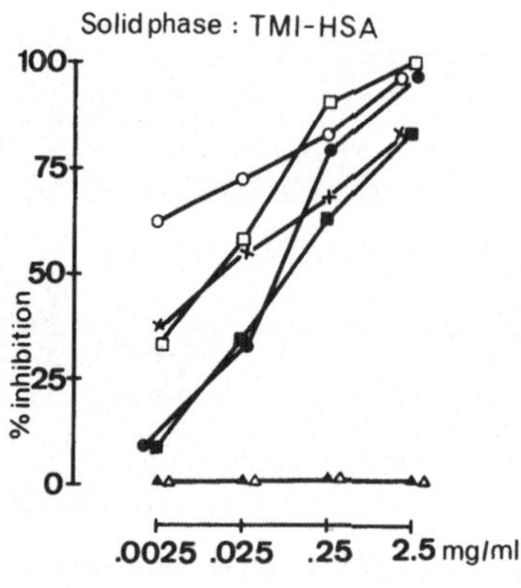
Solid phase : TMI-HSA
100
75
50
25
0
% inhibition
.0025 .025 .25 2.5 mg/ml
c

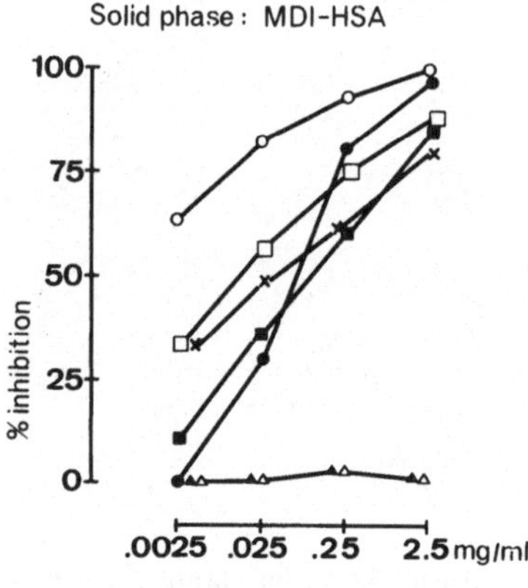
Solid phase : MDI-HSA
100
75
50
25
0
% inhibition
.0025 .025 .25 2.5 mg/ml
d

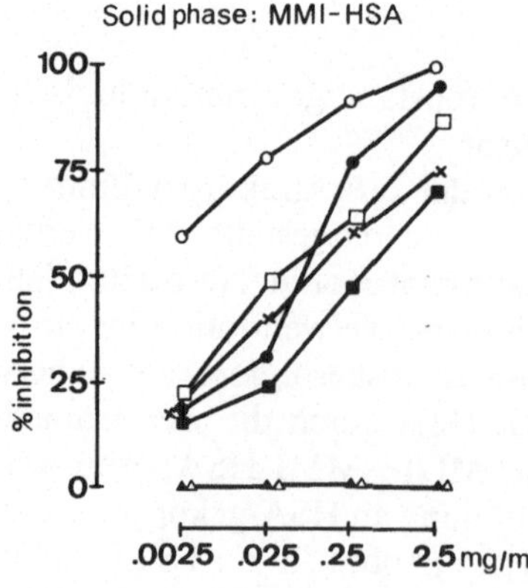
Solid phase: MMI-HSA
100
75
50
25
0
% inhibition
.0025 .025 .25 2.5 mg/ml
e

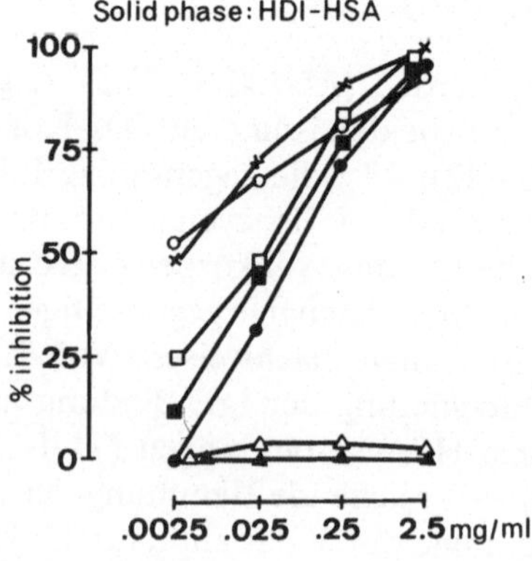
Solid phase: HDI-HSA
100
75
50
25
0
% inhibition
.0025 .025 .25 2.5 mg/ml
f

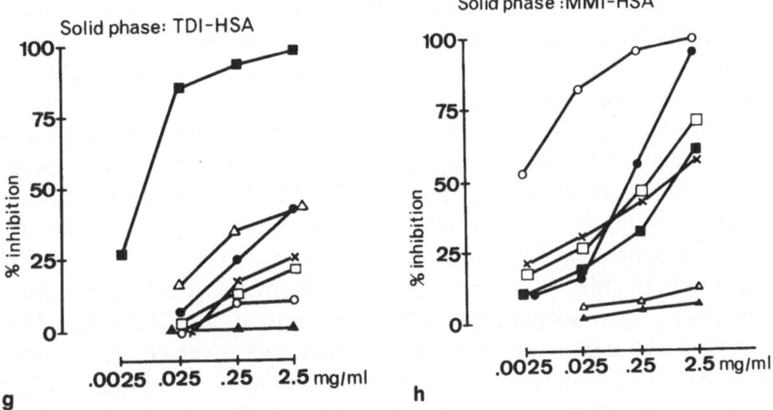

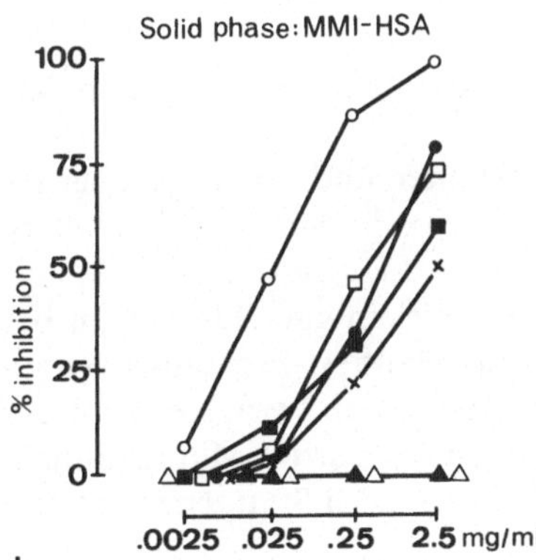

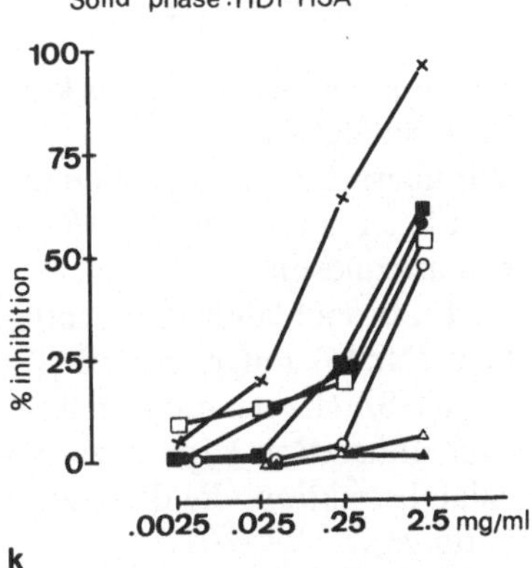

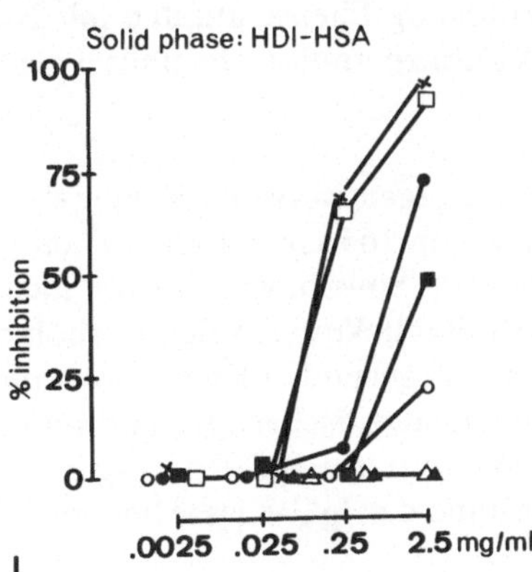

Abb. 42 a–l. IgE-RAST-Inhibitionsversuche zur immunologischen Kreuzreaktion zwischen verschiedenen Isocyanat-Albumin-Konjugaten. Für diese Untersuchungen wurden Serumproben der Patienten Nr. 16 *(a–f)*, Nr. 8 *(g)*, Nr. 20 *(h)*, Nr. 21 *(i)*, Nr. 10 *(k)* und Nr. 14 *(l)* verwendet (s. a. Tab. 13). ★ 2,4 TDI-HSA; ◆ 2,6 TDI-HSA; ■ TDI-HSA (Gemisch der 2,4- und 2,6-TDI-Isomeren); □ TMI-HSA; ● MDI-HSA; ○ MMI-HSA; × HDI-HSA; △ TDI-OA (Gemisch der 2,4- und 2,6-TDI-Isomeren gebunden an Ovalbumin); ▲ humanes Serumalbumin (HSA)

Die nachfolgend untersuchten Seren zeigen gewisse Abweichungen. Serum Nr. 8, das nahezu ausschließlich IgE-Antikörper gegen TDI-HSA enthält, ergibt nur in der homologen Testung eine höhergradige Beeinflussung der IgE-Bindung an TDI-HSA; eine schwache Inhibition wurde durch MDI-HSA und – im Gegensatz zu allen anderen RAST-Inhibitionsversuchen – mit TDI-Ovalbumin erzielt, während die anderen Verbindungen keinen wesentlichen Effekt zeigten (Abb. 42 g).

Die Untersuchung der Seren Nr. 20 und 21 (reaktiv mit nahezu allen Isocyanat-HSA-Konjugaten) mit MMI-HSA ergab ein ähnliches Verhalten wie für Serum Nr. 16 beschrieben (Abb. 42 h und Abb. 42 i). Die HDI-HSA-Inhibitionskurven der Seren Nr. 10 (IgE-Antikörper gegen alle Isocyanat-HSA-Verbindungen) und Serum Nr. 14 (IgE-Antikörper gegen HDI-HSA und geringfügig gegen TMI-HSA) sind im Vergleich zu den anderen Versuchen nach rechts verschoben; bei Serum Nr. 10 war nur mit dem homologen Konjugat eine nahezu vollständige Hemmung möglich (Abb. 42 k), während bei Serum Nr. 14 HDI-HSA ebenso wie TMI-HSA eine mindestens 93%ige Inhibition bewirkte (Abb. 42 l). Im Gegensatz zu Serum Nr. 16 konnte die IgE-Antikörper-Bindung der Seren Nr. 10 und 14 mit TDI-HSA und MDI-HSA nur mittelgradig und mit MMI-HSA nur geringfügig gehemmt werden.

Überprüfung der Antigen-Aktivität der Isocyanat-HSA-Konjugate im Provokationstest

Wir überprüften, ob die von uns hergestellten und zur Antikörper-Bestimmung verwendeten Isocyanat-HSA-Konjugate in-vivo in der Lage sind, allergische Reaktionen auszulösen.

Im bronchialen Provokationstest erhielt ein gutachterlich zu beurteilender Patient (Nr. 16) mit positivem RAST- und Hauttest-Ergebnis 0,5 mg des Konjugats TMI-HSA (Konzentration 0,5 mg/ml) über einen Vernebler appliziert. Unmittelbar nach Inhalation kam es zu einer starken bis zur 60. Minute zunehmenden Bronchialobstruktion, die dann in den folgenden zwei Stunden spontan wieder abklang (Abb. 43).

Die nasale Provokation mit HDI-HSA, wobei ein Tropfen der Konzentration 5 mg/ml auf die untere Nasenmuschel aufgetragen wurde, löste bei einem anderen, RAST-positiven Patienten (Nr. 14) eindeutig Fließschnupfen mit Niesreiz aus; die parallelen Untersuchungen mit HSA (Konzentration ebenfalls 5 mg/ml) führten zu keiner Veränderung.

Bestimmung spezifischer IgG-Antikörper gegen Isocyanat-Konjugate

Mit dem IgG-RAST wurden die Seren von 164 asymptomatischen und 66 symptomatischen Isocyanat-Arbeitern untersucht. Sowohl gesunde als auch kranke Exponierte besitzen im Vergleich zum Kontrollkollektiv signifikant erhöhte IgG-Antikörper-Titer ($p < 0,05$), kranke lassen sich von gesunden Exponierten nicht unterscheiden. Die Paralleluntersuchung Isocyanat-spezifischer IgE- und IgG-Antikörper bei zwölf symptomatischen Personen mit positivem IgE-Rast ergibt, daß 50% dieser Gruppe auch spezifische Immunglobuline der IgG-Klasse besitzen.

Diskussion der Ergebnisse

Unter den durch Isocyanate hervorgerufenen Gesundheitsstörungen dominieren obstruktive Atemwegserkrankungen. Unsere Ergebnisse belegen erstmals an einem

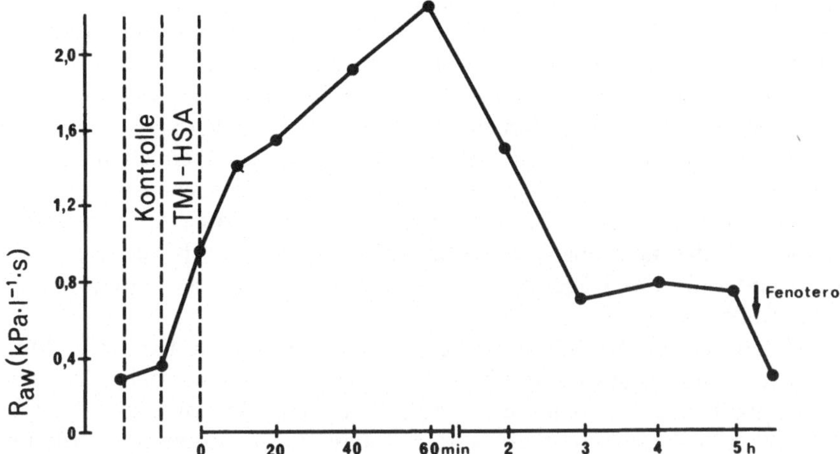

Abb. 43. Asthmatische Sofortreaktion nach inhalativer Provokation mit 0,5 mg TMI-HSA (Pat. Nr. 16). Das Isocyanat-Konjugat wurde in 1 ml 0,9% NaCl gelöst und mittels eines Ringdüsen-Verneblers (Modell AV3/H, Fa. Heyer, Bad Ems) verabreicht. Kontrolle = Inhalation von HSA-Lösung (1 ml der Konz. 0,5 mg/ml)

großen Krankengut, daß eine Untergruppe (14%) dieser Patienten an einer Typ-I-Sensibilisierung leidet. Hierfür sprechen
a) der Nachweis zum Teil sehr hoher IgE-Antikörper-Titer,
b) positive Sofortreaktionen im Hauttest,
c) die homologe und heterologe Inhibierbarkeit der IgE-Antikörper-Reaktion im RAST,
d) die auch mittels Isocyanat-HSA-Konjugate auslösbare Bronchialobstruktion und Rhinitis,
e) die im Expositionstest nachweisbaren, niedrigen bronchialen Isocyanat-Schwellenkonzentrationen der Antikörper-Träger.
IgE-RAST und Intrakutantest eignen sich als Screening-Verfahren zur frühzeitigen Erkennung immunologisch sensibilisierter Arbeitnehmer im Bereich der Polyurethanproduktion.

Die RAST-Inhibitionsversuche beweisen eine bisher nicht bekannte immunologische Kreuzreaktion der HSA-gebundenen aromatischen Isocyanate (TDI, TMI, MMI, MDI) untereinander, ferner eine überwiegend partielle Kreuzreaktion zwischen den aromatischen Verbindungen einerseits und alipathischen andererseits. Bemerkenswerterweise variiert das Ausmaß der immunologischen Kreuzreaktion in Abhängigkeit von dem verwendeten Patientenserum, offensichtlich bedingt durch eine unterschiedliche Spezifität der Antikörper. Es ist anzunehmen, daß durch die Reaktion der NCO-Gruppe(n) der Isocyanate mit funktionellen Resten des Trägermoleküls neue Antigen-Determinanten („new antigenic determinants") entstehen; vor allem die Regionen, die die vorher getrennten Moleküle verbinden, kommen hierfür in Betracht. Die weitgehend identische Struktur dieser Verbindungsstücke in verschiedenen Isocyanat-Konjugaten dürfte Ursache der zunächst überraschenden immunologischen Kreuzreaktion sein. Die Antigen-Determinanten umfassen offensichtlich zusätzlich benachbarte Aminosäuren des humanen Trägermoleküls, welche in dieser Konstellation in nicht-humanen Trägermolekülen fehlen. Dies erklärt den nahezu vollständigen Verlust der Antigen-Aktivität, wenn Isocyanate z. B. an Ovalbumin anstelle von HSA gebunden werden (Baur, 1984 d). Die individuellen Besonderheiten der RAST- und RAST-Inhibitionsergebnisse sind wahrscheinlich durch die von Fall zu Fall unterschiedlich ausgeprägte Involvierung benachbarter Regionen der Proteine oder der Isocyanatreste in die von den Antikörpern erfaßten Epitope bedingt. Zusätzlich dürften Antigen-Determinanten außerhalb der Isocyanat-Protein-Bindungsregion, die z. B. durch eine Konformationsänderung des Trägermoleküls nach Substitution entstehen, in einigen Fällen eine Rolle spielen.

Die in der RAST-Inhibition belegte immunologische Kreuzreaktion zwischen verschiedenen Isocyanat-Verbindungen wird durch die klinische Beobachtung von Überempfindlichkeitsreaktionen gegenüber zwei oder sogar drei Isocyanaten bei mehreren Probanden bestätigt (s. auch Tabelle 13). Korrespondierende Befunde erhoben O'Brian et al. (1979) in Mehrfach-Expositionstestungen mit TDI, MDI und HDI.

Isocyanat-spezifische IgG-Antikörper sind gehäuft bei Personen mit pulmonalen und/oder systemischen Krankheitssymptomen im Sinne einer Typ-III-Sensibilisierung anzutreffen (Baur et al. 1982 c), seltener und im allgemeinen in niedrigerer Konzentration auch bei Gesunden und an Soforttyp-Reaktionen leidenden Kontaktpersonen. Die Bestimmung der IgG-Antikörper besitzt daher – abgesehen von der ersteren Gruppe – keine diagnostische Wertigkeit.

Das Fehlen von spezifischen IgE-Antikörpern bei einem Großteil der symptomatischen Isocyanat-Arbeiter (86%) weist auf die Bedeutung zusätzlicher, nicht-immunologischer Pathomechanismen hin. Wie wir kürzlich zeigen konnten, sind Isocyanate starke Inhibitoren der menschlichen Acetylcholinesterase (Dewair et al., 1983). Diese in-vitro erhaltenen Befunde sind möglicherweise von klinischer Bedeutung, da inhalativ aufgenommene Isocyanate sich kovalent an organische Strukturen des Respirationstrakts binden und während länger dauernder Exposition dort kumulieren. Dies könnte zu einer zunehmenden und – nach den experimentellen Befunden anzunehmenden – lang anhaltenden Hemmung der Acetylcholinesteraseaktivität der Lunge und dadurch bedingt zu einer lokalen Konzentrationserhöhung des Bronchokonstriktors Acetylcholin führen.

Unsere Ergebnisse sprechen dafür, daß Isocyanate neben den bei hohen Konzentrationen bekannten toxischen Schädigungen sowohl auf immunologische als auch auf biochemisch-pharmakologische Weise obstruktive Atemwegserkrankungen hervorrufen können (Baur u. Dewair, 1985). In seltenen Fällen werden auch Typ-III- und kombinierte Reaktionen beobachtet (s. a. S. 90).

Seltene exogene, kombinierte bronchopulmonale Immunreaktion

Definition

Es handelt sich um den seltenen Fall einer obstruktiven Ventilationsstörung, der eine allergische Alveolitis unmittelbar folgt; entsprechende Mitteilungen finden sich vorwiegend in älteren Arbeiten (Stevens et al., 1970; Hargreave u. Pepys, 1972; Fink, 1980). Die initialen, v. a. nach Einwirkung von Vogelantigenen beschriebenen Atemfunktionsstörungen sind hierbei im allgemeinen gering ausgeprägt und klinisch nicht bedeutsam.

Kollektivbeschreibung

In den letzten Jahren fielen uns in den ca. 1800 von uns durchgeführten inhalativen Antigen-Provokationstests viermal signifikante Atemwegsobstruktionen mit klinischer Symptomatik auf, denen die für die allergische Alveolitis typischen pulmonalen und systemischen Reaktionen folgten. Die Erkrankung wurde zweimal durch Heustaub und je einmal durch das Isocyanat MDI und Penicillin V hervorgerufen.

Klinische und immunologische Befunde

Anamnestisch standen in den ersten drei Fällen die asthmatischen Beschwerden im Vordergrund; Patient Nr. 4 klagte v. a. über Allgemeinsymptome wie Übelkeit, orthostatische Beschwerden, Schüttelfrost, aber auch über Dyspnoezustände (Tabelle 14 a). Bemerkenswerterweise war röntgenologisch bei keinem dieser Probanden eine interstitielle Zeichnungsvermehrung der Lunge festzustellen, wie sie für länger bestehende Alveolitiden typisch ist. Die empfindlichere Lungenfunktionsdiagnostik zeigte allerdings zweimal (Pat. Nr. 1 und 4) eine Einschränkung, insbesondere der Diffusionskapazität an (Tabelle 14 a). Gesamt-IgE und Gesamt-IgG waren jeweils dreimal mäßiggradig erhöht. Spezifische IgE-Antikörper konnten nicht nachgewiesen werden, dagegen fanden sich in den drei untersuchten Fällen signifikante Titer an IgG-Antikörpern gegen die als Krankheitsursache anzusehenden Inhalationsnoxen (Tabelle 14 b).

Tabelle 14 a. Seltene exogen-bedingte, kombinierte bronchopulmonale und systemische Immunreaktionen: Anamnese und klinische Befunde

Patient	Alter (Jahre)	Sensibilisierung gegen	Krankheitsdauer in Jahren	Röntgen-Thorax	VK	RV	DLCO	R_{aw}
					(% des Soll)			$cmH_2O \cdot s/l$
1	43	Heustaub	7	normal	82	131	58	1,4
2	38	Heustaub	3	normal	102	112	139	1,9
3	54	Isocyanat (MDI)	2	normal	85	93	125	0,9
4	59	Penicillin V	3	Emphysem	74	100	74	2,4

Tabelle 14b. Seltene exogen-bedingte, kombinierte bronchopulmonale und systemische Immun-reaktionen: Immunologische Befunde

Patient	Gesamt-IgG (g/l)	Gesamt-IgE (U/ml)	positive Sofortreaktion im Hauttest	IgE-RAST (PRU/ml)	spezifische IgG-Antikörper im PA-RAST
1	18,3	151	0	0	Asp. terreus, Heu
2	17,6	354	0	0	Asp. fumigatus, Micropolyspora faeni, Heu
3	15,5	102	0	0	MDI u. a. Isocyanate
4	9,1	530	(Penicillin V)[a]	0	n. d.[b]

[a] schwach positive Sofortreaktion
[b] n. d. = nicht durchgeführt

Tabelle 14c. Seltene exogen-bedingte, kombinierte bronchopulmonale und systemische Immun-reaktionen: Provokationstest-Ergebnisse

Patient-Nr.	Provokation Material	Expositionsdauer bzw. -Konzentr.	R_{aw} (cmH$_2$O · s/l) sofort	verzögert	VK	DLCO (in % zum Ausgangswert)	Anstieg Leukozyten (pro/mm^3)	Anstieg Temp. (°C)	Krankheitssymptome
1	Heu	60 Min.	2,5	4,7	45	n. d.	5200	1,5	Dyspnoe, systemische Beschwerden
2	Heu	60 Min.	9,5	9,1	31	53	16700	0,7	asthmat. Dyspnoe
3	MDI	55 Min. 0,01–0,02-ppm[a]	4,0	2,0	24	32	8800	1,7	Dyspnoe, systemische Beschwerden
4	Penicillin V	10 Min. 1:50	6,7	1,2	n. d.	n. d.	8100	2,1	starke systemische Beschwerden, Dyspnoe

[a] parts per million

Die mit Patienten-eigenen Materialien durchgeführten inhalativen Provoka-tionstests lösten signifikante Bronchialobstruktionen aus, welche unter Gabe von Beta-2-Sympathikomimetika entweder prolongiert (Pat. Nr. 1 und 3), rekurrierend (Pat. Nr. 2) oder als kurzzeitige Sofortreaktion (Pat. Nr. 4) verliefen. Auffallend sind die hochgradigen, Alveolitis-typischen Veränderungen der Vitalkapazität, Diffu-sionskapazität und Leukozytenzahl, in drei Fällen auch der Körpertemperatur bei gleichzeitig stark ausgeprägter Krankheitssymptomatik im Sinne einer systemi-schen Reaktion (allgemeines Krankheitsgefühl, Schüttelfrost, Übelkeit, zweimal Er-brechen, einmal hypotone Kreislaufreaktionen); Einzelheiten s. Tabelle 14c und Beispiele in Abb. 44 und Abb. 45.

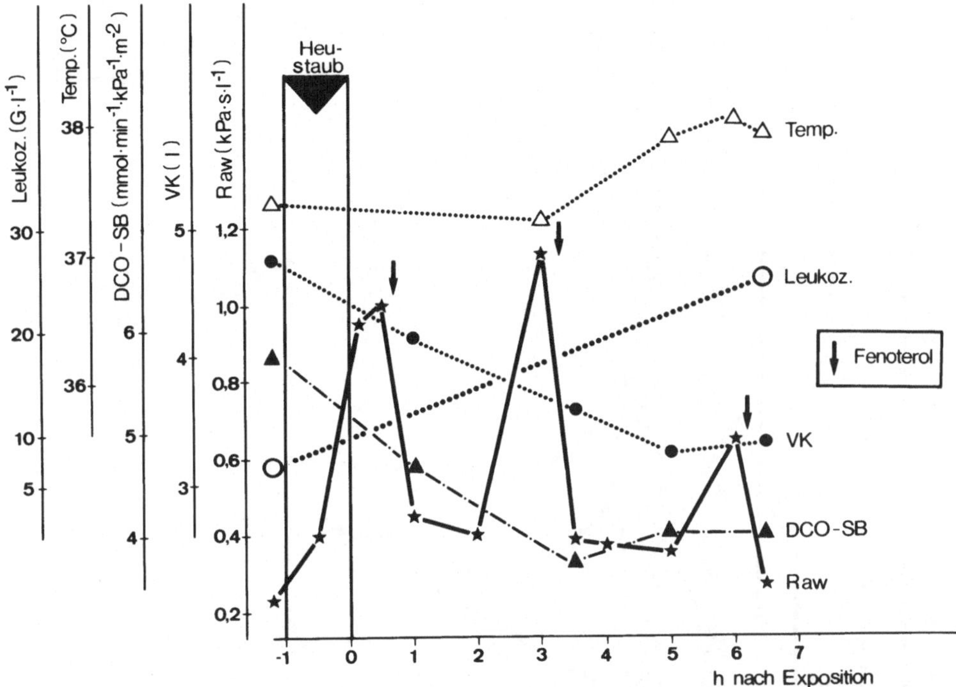

Abb. 44. Beispiel einer exogenen kombinierten bronchopulmonalen Immunreaktion nach 60minütiger Exposition gegenüber Heustaub (Patient Nr. 2). Neben einer rekurrierenden asthmatischen Reaktion kommt es etwa ab der vierten Stunde zu einer Diffusionsstörung, einer restriktiven Ventilationsstörung, Leukozytose, Fieber und zu Allgemeinsymptomen (Krankheitsgefühl, Gliederschmerzen)

Diskussion der Ergebnisse

Als ursächliche Noxen der kombinierten bronchopulmonalen und systemischen Immunreaktionen konnten wir in zwei Fällen bisher noch unbekannte Bestandteile des Heustaubs feststellen, ferner je einmal Isocyanat bzw. Penicillin V. Das Vorhandensein von spezifischen IgG-Antikörpern ist gut mit der klinischen Beobachtung einer Alveolitis vereinbar. Dagegen ist die Pathogenese der ungewöhnlichen, initialen Asthma-Reaktion unklar, zumal Antigen-spezifische IgE-Antikörper nicht nachweisbar waren; auch scheidet eine unspezifische bronchiale Hyperreagibilität aus, da Acetylcholin-Provokationstests und Kontrollversuche mit inerten Kontaktmedien negativ verlaufen waren. Zu diskutieren ist die während Typ-III-Reaktionen stattfindende Bildung von Anaphylatoxinen (C 3 a, C 4 a, C 5 a), die nach experimentellen Befunden eine Mastzelldegranulation auslösen können, ferner für die Isocyanat-bedingte Bronchialobstruktion (Fall 3) die Blockierung des Abbaus des Bronchokonstriktors Acetylcholin innerhalb der Lunge (Dewair und Baur, 1982).

Im Rahmen von gutachterlichen Fragestellungen müssen bei entsprechenden Berufserkrankungen sowohl die obstruktive Ventilationsstörung und das dadurch bedingte Lungenemphysem als auch die durch die Typ-III-Reaktion hervorgerufe-

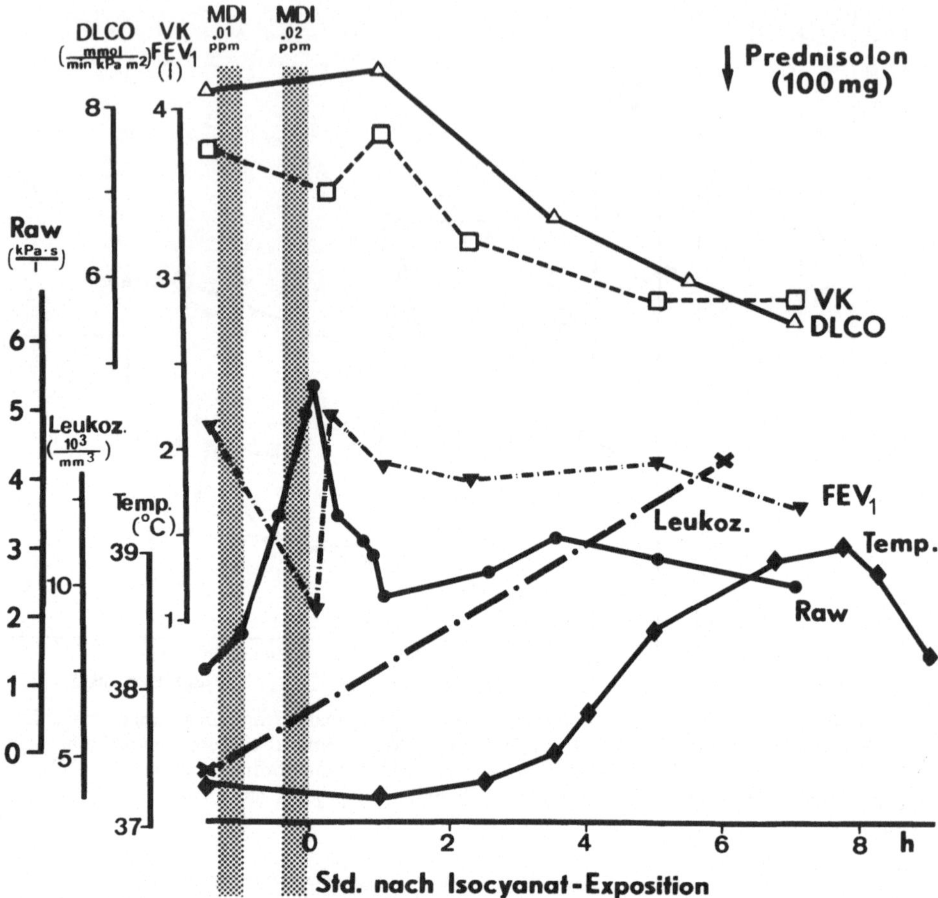

Abb. 45. Kombinierte Immunreaktion nach Expositionstestung mit Diphenylmethan-Diisocyanat (MDI; 30 Minuten 0,01 ppm; 25 Minuten 0,02 ppm): sofort einsetzende asthmatische Reaktion mit nachfolgender allergischer Alveolitis und systemischen Krankheitserscheinungen (allgemeines Krankheitsgefühl, Übelkeit, Erbrechen, Schüttelfrost)

nen Gesundheitsstörungen berücksichtigt werden. Je nach vorherrschendem Pathomechanismus und stattgehabter Exposition ist eine Entschädigung nach Ziffer 4201 (Farmerlunge), § 551 (Befeuchterlunge) oder nach Ziffer 4301 der Berufskrankheitenverordnung (obstruktive Lungenerkrankungen durch allergisierende Stoffe) angezeigt.

Allergische bronchopulmonale Aspergillose (ABPA)

Definition und spezielles Untersuchungsziel

Der ABPA liegt eine intrabronchiale Besiedlung mit Aspergillen (Gießkannen-schimmel; meist die Spezies Aspergillus fumigatus) zugrunde. Der intensive Antigenkontakt führt hier zu allergischen Reaktionen vom Typ I, III und wahrscheinlich IV mit dem klinischen Bild eines schwer verlaufenden Asthma bronchiale und wechselnder Lungeninfiltrate; in einem Teil der Fälle tritt ein zunehmender fibroti-scher Umbau der Lunge hinzu. Typisch sind die rezidivierenden Exacerbationen, die gut auf Kortikosteroide ansprechen. Persistierende Spontanheilungen stellen die Ausnahme dar. Für die Diagnosestellung sind die in Tabelle 15 aufgelisteten sie-ben primären Kriterien zu fordern; weitere typische klinische Befunde finden sich in einem Großteil der Erkrankungsfälle (McCarthy und Pepys, 1971; Imbeau et al., 1978; Patterson et al., 1982; Ricketti et al., 1984). Die pathologisch-anatomischen Veränderungen sind in Tabelle 16 zusammengefaßt. Ziel unserer Untersuchungen zu diesem Thema war, für die Diagnostik das Spektrum relevanter Antigene bei der ABPA im Vergleich zum Antigenmuster anderer Aspergillus-bedingter bronchopul-monaler Erkrankungen darzustellen. Es sollte überprüft werden, ob die neuen Im-munoprint-Techniken hierzu differentialdiagnostisch verwertbare Aussagen erlau-ben.

Kollektivbeschreibung

Allergische bronchopulmonale Aspergillose:
In die Studie wurden sechs Patienten aufgenommen, die an einem schweren, inter-mittierend Kortikosteroid-pflichtigen Asthma litten. Bei Patient B 6 lag eine Muco-viscidose zugrunde. Zwei dieser Probanden (B 4, B 5) standen seit 1½ bzw. zwei Jah-ren unter einer Dauertherapie mit Kortikosteroiden, die Krankheitserscheinungen waren hierunter weitgehend zurückgegangen. Alle sechs Probanden erfüllten die primären diagnostischen Kriterien der ABPA (s. a. Beispiel in Abb. 46). Dreimal wa-

Tabelle 15. Diagnostische Kriterien für die allergische bronchopulmo-nale Aspergillose

Primäre Kriterien (obligat)
- rezidivierende Asthmaepisoden
- Bluteosinophilie
- positive Sofortreaktion im Hauttest auf Aspergillus-Antigene
- IgG-Antikörper gegen Aspergillus-Antigene
- erhöhtes Gesamt-IgE (meist > 2000 U/ml)
- rezidivierende Lungeninfiltrate (Lungenfibrose)
- zentrale und proximale Bronchiektasen

Sekundäre Kriterien (fakultativ)
- Aspergillus-Nachweis in der Sputumkultur
- Expektoration von bräunlichen Plaques (Aspergillus-Mycel)
- verzögerte Hauttestreaktion auf Aspergillus-Antigene

Tabelle 16. Pathologische Befunde in 14 Fällen von ABPA (4 Autopsien,
5 Lungenresektionen, 7 transbronchiale Biopsien; Imbeau et al., 1978)

Aspergillus-Nachweis in – Lungenhohlräumen	3
– Atemwegen	2
– granulomatöser Bronchiolitis	3
– Mikroabszessen	2
Bronchozentrische Granulomatose	4
Chronische Bronchitis	14
Bronchiektasen	14
Schleimpfropfen	7
Bronchiektatisch erweiterte Hohlräume mit Verbindung zu Pleuraabszessen (Aspergillen)	1
Lungenabszesse ohne Aspergillen	2
unspezifische Bronchopneumonie mit Abszessen	2
eosinophile Pneumonie	4
Cholesterin-Pneumonie	4
lymphozytäre interstitielle Pneumonie	4
fibrosierende Alveolitis	3
desquamative interstitielle Pneumonie	2
Vaskulitis	2
unspezifische Lungenfibrose	4

Tabelle 17. Anamnestische und klinische Daten von Patienten mit ABPA

Pat.	Alter	Geschl.	Krankheits-dauer (J)	Rö.-Befund interst. Zeichnung† (i. Intervall)	Lungenfunktionswerte			
					R_{aw} (cmH$_2$O ·s/l)	VK (% des Solls)	RV	DLCO
B1	58	w	50	+	10,3	39	105	32
B2	53	w	19	+	n.d.	n.d.	n.d.	n.d.
B3	44	m	1	–	7,3	93	140	89
B4	45	m	29	+	20,2	72	165	55
B5	40	m	30	+	15,0	70	150	60
B6	18	m	6	+	10,1	69	148	62

ren Aspergillen in der Sputumkultur zu züchten (Abb. 47 und 48), viermal wurde die
intermittierende Expektoration von bräunlichen Plaques angegeben. Sechsmal
führte die Intrakutan-Testung mit Aspergillus-Extrakten zu Sofortreaktionen, viermal nach ca. sechs Stunden zu signifikanten verzögerten Reaktionen. In der überwiegenden Mehrzahl der Fälle lag eine lange Krankheitsdauer vor (Tabelle 17).
Vergleichskollektive:
Aspergillom: Die sechs Personen dieser Gruppe hatten das pathognomonische
Röntgenbild, nämlich eine rundliche bzw. ovale Verschattung in den Lungenober-
feldern umgeben von einer Luftsichel. Mehrfach positive Sputumkulturen wurden

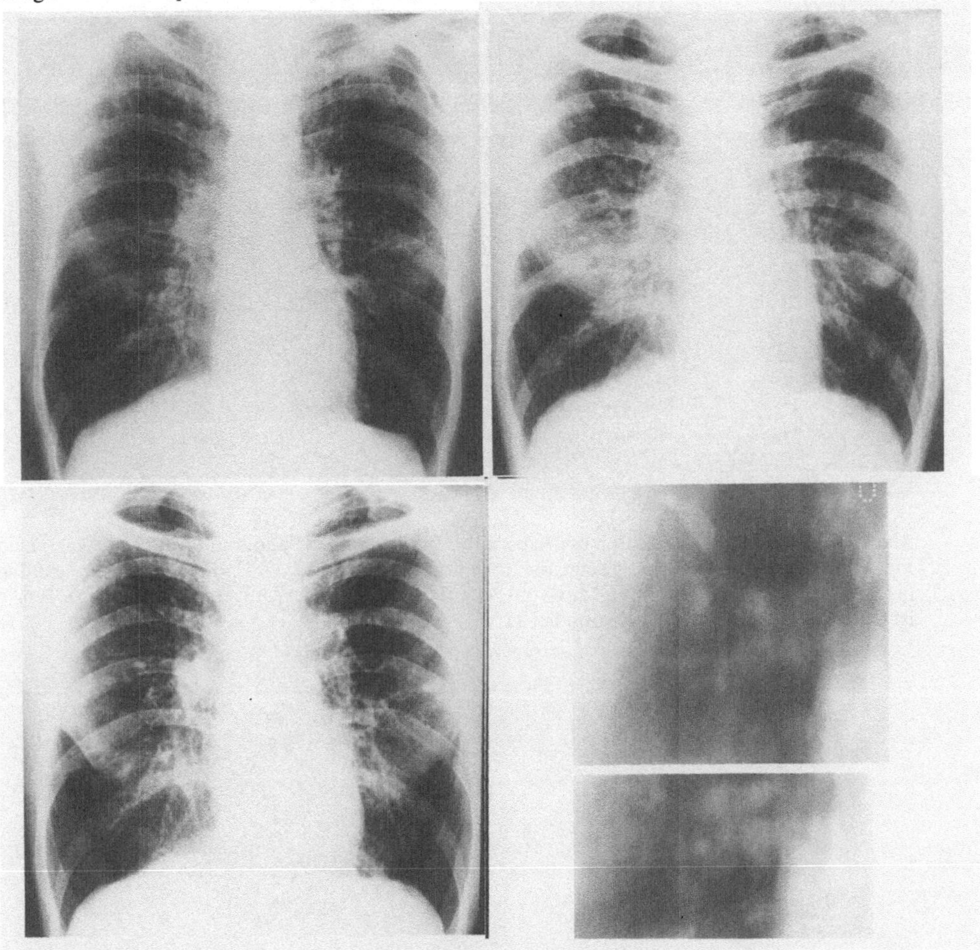

Abb. 46. Röntgenaufnahme des Thorax eines Patienten mit bronchopulmonaler Aspergillose (Patient B4) im Abstand von 1–5 Monaten: rezidivierende, wandernde Lungeninfiltrate; persistierende netzig-streifige Zeichnungsvermehrung. Im Tomogramm des rechts parahilär gelegenen Lungenfeldes Nachweis zentraler und proximaler sackförmiger bis zylindrischer Bronchiektasen, z. T. mit Schleimpfröpfchen gefüllt (Mucoid impaction; *rechts unten*)

von drei Probanden erhoben; in den fünf operierten Fällen erfolgte die Bestätigung der Diagnose histologisch (s. auch Beispiel in Abb. 49).

Aspergillen-Pneumonie: Es handelte sich um eine 70-jährige Patientin (F 1), die seit einigen Jahren an einer bronchitischen Symptomatik litt und wegen einer schweren Aspergillen-Pneumonie stationär aufgenommen wurde. Eine begünstigende Zweiterkrankung war nicht festzustellen. Die Diagnose wurde anhand des Nachweises von Aspergillen in der bronchoalveolaren Lavage und des klinischen Verlaufs gestellt: Unter systemischer Therapie mit Amphotericin B und Fluorocytosin bildeten sich die massiven, z. T. einschmelzenden beidseitigen Lungeninfiltrate zurück. Auch besserte sich die initial mittelgradige Einschränkung der Nierenfunktion. Es persi-

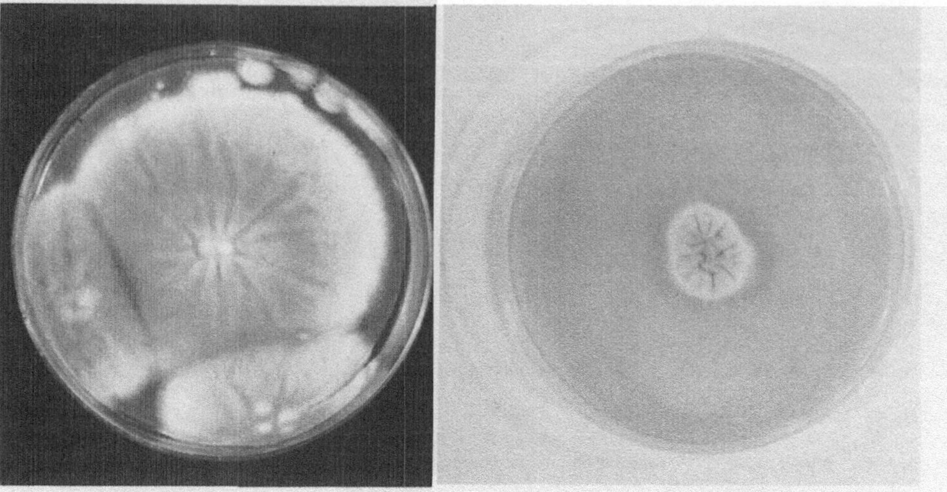

Abb. 47. Positive Sputumkulturen mit Aspergillus fumigatus (auf Sabouraud-Glucose-Agar); beide Proben wurden gleichzeitig angesetzt, die linke über acht Tage bei 37 °C, die rechte über acht Tage bei 20 °C bebrütet (Dr. Dr. Ehret, Max-von-Pettenkofer-Institut der Universität München). Typisch ist das deutlich schnellere Wachstum bei 37 °C

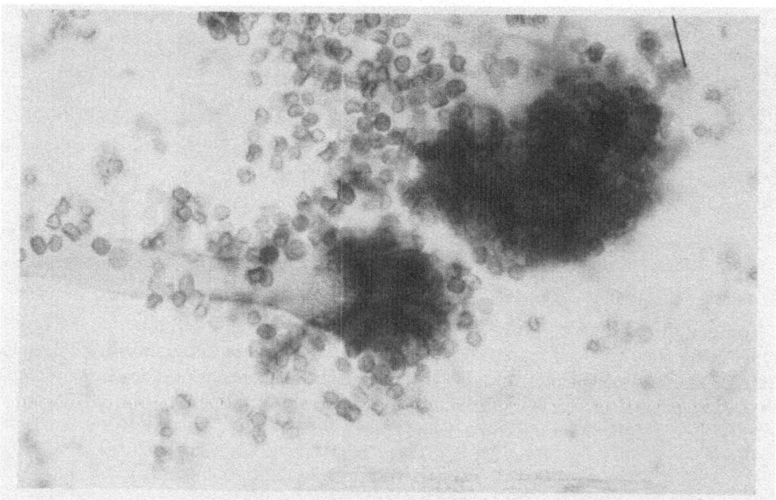

Abb. 48. Mikroskopischer Nachweis von Aspergillus fumigatus in der Sputumkultur eines Patienten: Aspergillusköpfchen mit Sterigmata und massenhaft Konidien (Sporen); Sporendurchmesser 2–3μm (Aufnahme: Priv. Doz. Dr. R. Bassermann, Pathologisches Institut der Universität München)

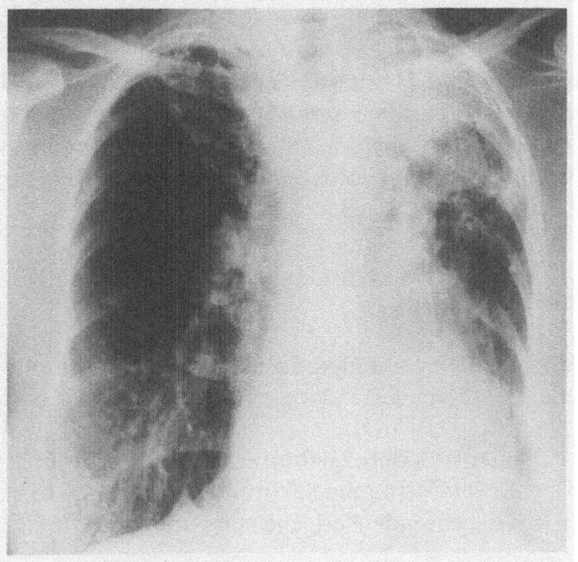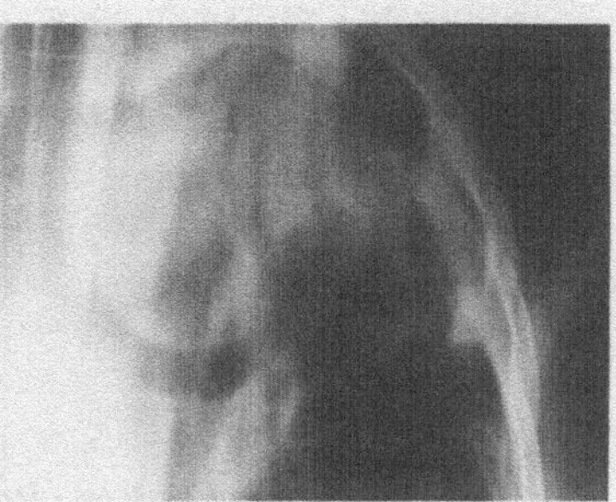

Abb. 49. Röntgenaufnahme des Thorax von einem Patienten mit Aspergillom in posttuberkulöser Kaverne (Pat. Nr. D5). *Rechts:* Tomogramm linkes Lungenoberfeld. Charakteristisch ist die den Tumor umgebende Luftsichel

stierte nur eine netzig-streifige, z. T. kleinfleckige Zeichnungsvermehrung der Lunge.

Der zweite Patient (F 2) war 72 Jahre alt und litt an einem myeloproliferativen Syndrom und an einer chronischen Pneumonie mit Nachweis von Candida und Aspergillen; er verstarb infolge einer progredienten respiratorischen Insuffizienz.

Farmerlunge: Diese Diagnose wurde in sechs der sieben beobachteten Fälle aufgrund der typischen Anamnese (wiederholte pulmonal-systemische Reaktion mehrere Stunden nach Heustaubexposition) gestellt; fünfmal lagen damit übereinstimmende röntgenologische, sechsmal entsprechende lungenfunktionsanalytische und sechsmal in dem mit Heustaub durchgeführten Expositionstest beweisende Befunde vor (Baur et al., 1981). Die Patienten wurden in einem Gesamtkollektiv von 15 Personen mit gesicherter Farmerlunge erkannt und zwar aufgrund der hier vorliegenden deutlich positiven Antikörper-Reaktion gegen Aspergillus fumigatus in der Doppelimmundiffusion und/oder im PA-RAST.

Obstbauernlunge: Zwei Obstbauern entwickelten nach Aufenthalten in ihren stark schimmeligen Kellerräumen, in welchen mikrobiologisch Aspergillen, Penicillium-Spezies und z. T. auch andere Schimmelpilze nachgewiesen wurden, ein der Farmerlunge entsprechendes Krankheitsbild (Kroidl et al., 1985).

Asthma bronchiale: Die fünf Personen dieser Gruppe litten an intermittierend auftretenden Asthmaanfällen. Hauttest, RAST und bronchialer Provokationstest hatten bei allen Probanden eine Soforttyp-Sensibilisierung gegen Aspergillus fumigatus angezeigt.

Kontrollpersonen: Es handelt sich um fünf Probanden mit normalem Röntgen-Thoraxbild und normalen Lungenfunktionswerten.

Klinische Untersuchungen

Nach den Aussagen der Anamnese und Hauttestungen besaßen sechs (B 1–B 6)
Probanden der ABPA-Gruppe eine polyvalente Typ-I-Sensibilisierung. Auffallend
war die in fünf Fällen auch im Intervall nachweisbare interstitielle Zeichnungsvermehrung der Lunge, ferner die intermittierend auftretende starke Bronchialobstruktion (Tabelle 17).

Spezielle immunologische Befunde

Viermal lag eine exzessive und einmal eine mittelgradig ausgeprägte Erhöhung des
Gesamt-IgE-Spiegels vor (Tabelle 18). Demgegenüber zeigte das Gesamt-IgG keinen einheitlichen Trend.

Die mit dem Serum des Patienten B 1 durchgeführte 2-dimensionale Immunelektrophorese und 2-dimensionale Radio-Immunelektrophorese ergeben ca. zehn
mit IgG- und mit IgE-Antikörpern reagierende Antigene von Aspergillus fumigatus
(Abb. 50 a und b).

Mittels der Immunoblot-Technik wurden die einzelnen Komponenten von Aspergillus fumigatus voneinander getrennt und in einem zweiten Schritt bezüglich ihrer Antigen-Aktivität unter Verwendung der Seren der fünf Patienten mit ABPA untersucht. Die Proteinfärbung der elektrophoretisch aufgetrennten Bestandteile von
Aspergillus fumigatus ergibt das in Abb. 51 dargestellte Muster: je eine Bande bei
MW 32 000, 38 000, 40 000, mindestens fünf Banden zwischen 50 000 und 70 000, ei-

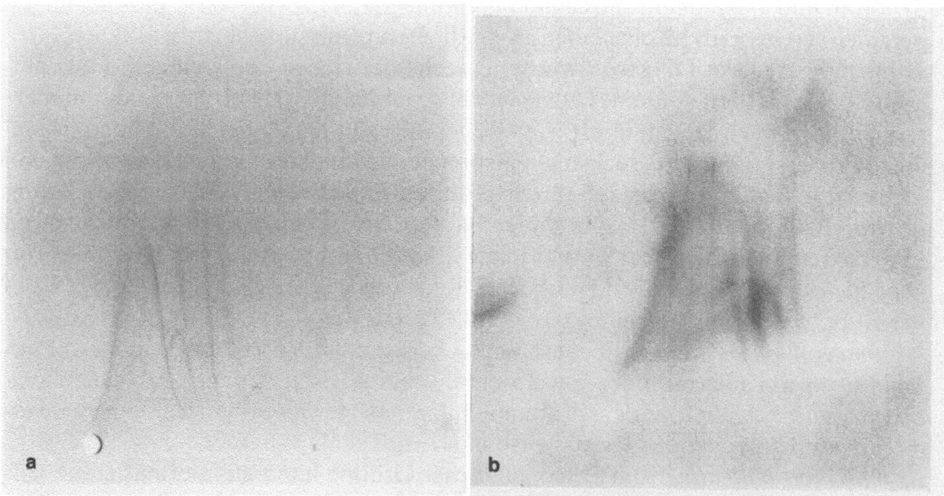

Abb. 50 a, b. 2dimensionale Immunelektrophorese *(a)* und 2dimensionale Radio-Immunelektrophorese *(b)* mit Aspergillus fumigatus (Extrakt Fa. Hal, Düsseldorf). Es wurde sowohl zum Nachweis der Präzipitine als auch der IgE-Antikörper das Serum des Patienten B1 mit bronchopulmonaler Aspergillose verwendet. Man erkennt ca. zehn Antigene, die mit menschlichen IgG- und
überwiegend auch mit IgE-Antikörpern reagieren

Tabelle 18. Gesamt-Immunglobulinspiegel und Aspergillus-spezifische Antikörper der Patienten mit ABPA (A) im Vergleich zu Personen mit anderen Aspergillus-bedingten Lungenerkrankungen (B) und gesunden Kontrollpersonen (C). Die Aspergillen-spezifischen Antikörper wurden mit einem von uns hergestellten Extrakt aus Myzelien und Sporen (Fa. Allergon, Engelholm, Schweden) bestimmt

Serum-Nr.	Gesamt-IgE[a] (U/ml)	Gesamt-IgG[b] (g/l)	Asp.- fum.-spez. IgE[c] (PRU/ml)	Asp.- fum.-spez. IgG[d] PA-RAST (RU)	Doppel-immun-diffusion
A) Immunglobulinspiegel und spezifische Antikörpertiter der Patienten mit ABPA					
A					
B1	3219	18.25	9.88	10.85	+
B2	536	13.83	14.89	1.67	−
B3	6730	16.0	21.63	2.79	−
B4	2054	10.4	4.41	1.74	+
B5	2150	9.56	4.23	3.04	+
B6	1725	19.0	5.60	6.08	+
B) Immunglobulinspiegel und spezifische Antikörpertiter von Patienten mit anderen Aspergillus-bedingten Lungenerkrankungen					
Aspergillom					
D1	226	24.58	0.10	13.0	+
D2	148	16.19	0.03	5.69	+
D3	6	20.26	0.04	4.33	+
D4	11	21.38	0.03	4.94	+
D5	15	12.53	0.04	4.65	+
D6	133	18.20	0.05	6.50	+
Aspergillen-Pneumonie					
F1	1024	25.0	0.10	2.4	+
F2	350	21.9	0.08	3.9	+
Exogen-allergische Alveolitis					
a) Farmerlunge					
C1	259	10.26	0.83	2.51	+
C2	26	12.63	0.02	4.19	−
C3	151	19.7	0.02	8.72	+
C4	43	21.83′	0.02	2.04	−
C5	45	16.19	0.02	3.3	+
C6	85	22.45	0.02	5.5	+
C7	14	20.81	0.02	9.02	+
b) Obstbauernlunge					
C8	24	15.07	0.03	12.66	+
C9	11	15.90	0.04	4.13	+
Asthma bronchiale					
A1	1443	12.23	10.81	1.568	−
A2	449	8.73	1.23	1.29	−
A3	539	12.23	6.97	1.0	−
A4	302	11.77	1.92	0.86	−
A5	3133	10.4	6.01	0.85	−
C) Immunglobulinspiegel und spezifische Antikörpertiter von gesunden Kontrollpersonen					
E1	10	8.77	0.01	1.16	−
E2	39	11.19	0.02	1.14	−
E3	0.5	7.28	0.01	0.54	−
E4	28	6.22	0.02	0.72	−
E5	25	9.54	0.02	0.68	−

[a] = Normbereich < 150 U/ml;
[b] = Normbereich 8–18 g/l;
[c] = positive Befunde: ≧ 0.35 PRU/ml;
[d] = positive Befunde: > 2 RU.

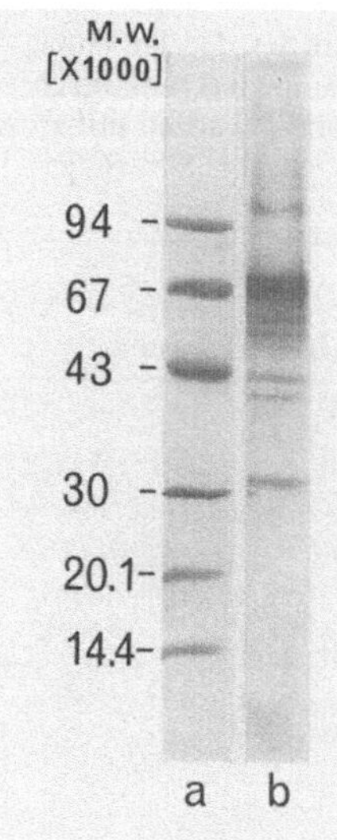

Abb. 51. SDS-Polyacrylamid-Elektrophorese. *a)* Eichproteine; *b)* Aspergillus fumigatus-Extrakt. Proteinfärbung mit Coomassie-Brillant-Blau R-250

ne Bande bei 96 000 Daltons, sowie einige schwache höhermolekulare Banden. Die immunologischen Untersuchungen (Abb. 52 a) zeigen, daß die fünf Patienten mit gesicherter ABPA IgG- und in der Mehrzahl der Fälle auch IgE-Antikörper gegen eine Vielzahl, über den gesamten Trennbereich der Elektrophorese verteilte Komponenten aufweisen (n meist > 20); Ausnahmen stellen die beiden mit Kortikosteroiden behandelten Patienten B 4 und B 5 insofern dar, als sie nur eine angedeutete IgE-Reaktion ergeben. Bemerkenswert ist der Nachweis zahlreicher Antigen-aktiver Komponenten, die in der Proteinfärbung wahrscheinlich infolge zu geringer Konzentration nicht erkennbar sind, v. a. in den MW-Bereichen 12 000 bis 28 000, um 40 000 und um 75 000 Daltons. Darüber hinaus fällt auf, daß jene Komponenten, die mit Immunglobulin E reagieren, auch IgG binden.

Differentialdiagnose der ABPA unter besonderer Berücksichtigung immunologischer Ergebnisse

Aspergillom

Das Aspergillom ist durch eine umschriebene, intrapulmonale Pilzbesiedlung, meist in einer präformierten Höhle (z. B. posttuberkulösen Kaverne) gekennzeichnet. Nahezu pathognomonisch ist die den Pilztumor umgebende Luftsichel, die auf dem Röntgenbild imponiert (s. Abb. 49). Die häufig beschwerdefreien Patienten sind durch Hämoptysen (in 75% der Fälle) mit z. T. lebensbedrohlichem Ausmaß, ferner durch invasives und metastatisches Pilzwachstum gefährdet. Die Lungenfunktion ist im Sinne einer restriktiven Ventilationsstörung verändert. Unter den eigenen serologischen Befunden fallen das erhöhte Gesamt-IgG und Aspergillus-spezifische IgG-Antikörper, nicht aber IgE-Antikörper auf (Tabelle 18). Die Immunoblot-Technik ergibt eine bemerkenswerte Konzentration der von IgG-Antikörpern erfaßten Antigene im MW-Bereich um 18 000, 40 000 und 67 000 Daltons, sowie bei höherem Molekulargewicht (Abb. 52 b).

Aspergillen-Pneumonie

Die Aspergillen-Pneumonie tritt nahezu ausschließlich unter einer starken Suppression des Immunsystems auf, so im Rahmen konsumierender Erkrankungen und zytostatischer Therapien, gelegentlich auch schwerer pulmonaler Vorschädigungen wie z. B. bei Mukoviszidose. Die Erkrankung verläuft häufig letal, vor allem weil sie in vielen Fällen nicht rechtzeitig erkannt und behandelt wird (Wegmann, 1982). Entsprechend der Grundkrankheit sind unterschiedliche immunologische Befunde zu erheben, die von Anergie bis zu starker IgG-Antikörperproduktion reichen.

Die zwei Patienten mit Aspergillen-Pneumonie entwickelten erhöhte Gesamt-IgE- und Gesamt-IgG-Spiegel bei fehlendem Aspergillus-spezifischem IgE und deutlich positivem Aspergillen-spezifischem IgG (Tabelle 18). Mittels der Immunoblot-Technik erhält man eine Vielzahl, ausschließlich von IgG-Antikörpern erfaßter Antigene (Abb. 52 c).

Exogen-allergische Alveolitis durch Aspergillen

Wie Tab. 18 zeigt, weist die Mehrzahl der Personen mit Aspergillus-bedingter Farmerlunge ein hohes Gesamt-IgG sowie überwiegend hohe Konzentrationen Aspergillus-spezifischer IgG-Antikörper auf. Im Immunoblot finden sich in allen Fällen zahlreiche, mit IgG-Antikörpern reagierende Antigen-Komponenten, welche bevorzugt in MW-Bereichen um 15000, 40000 und 67000 lokalisiert sind (Abb. 52 d). Nur einmal (Patient C 1) sind spezifische IgE-Antikörper nachzuweisen; in diesem Fall erscheint infolge gleichzeitig bestehender Bronchiektasen und des Vorliegens einer Atemwegsobstruktion ein Übergang in eine ABPA möglich. Personen mit Obstbauernlunge besitzen IgG-Antikörper gegen zahlreiche Antigene, v.a. im Bereich zwischen 35000 und 95000 Daltons (Abb. 52 d).

Aspergillen-Asthma

Atopiker können infolge Kontakt mit Aspergillussporen, die ubiquitär und perennial vorkommen, an einem allergischen Asthma bronchiale erkranken. Die IgE-Antikörper dieser fünf Patienten sind gegen 2–6, von Fall zu Fall überwiegend variable Aspergillus-Komponenten gerichtet. Die auf dem Original erkennbaren schwachen IgE-Reaktionen der Seren A 4 und A 5 kommen in der Abb. 52 e nicht ausreichend zur Darstellung. Überraschenderweise fällt die IgG-Antikörper-Reaktion wesentlich stärker aus. In allen Fällen sind hier mindestens zehn Banden erkennbar, überwiegend konzentriert in den MW-Bereichen 15000 bis 23000, um 40000, 49000 und 80000 Daltons.

Gesunde Kontrollpersonen

Beschwerdefreie Kontrollpersonen mit unauffälligem Röntgenbild der Thoraxorgane und normalen Lungenfunktionswerten besitzen keine Aspergillus fumigatus-spezifischen Immunglobuline E, aber niedrige Konzentrationen von IgG-Antikörpern, die sich an einige Komponenten in den MW-Bereichen 10000 bis 15000, 40000, 43000 und 67000 Daltons binden (Abb. 52 f).

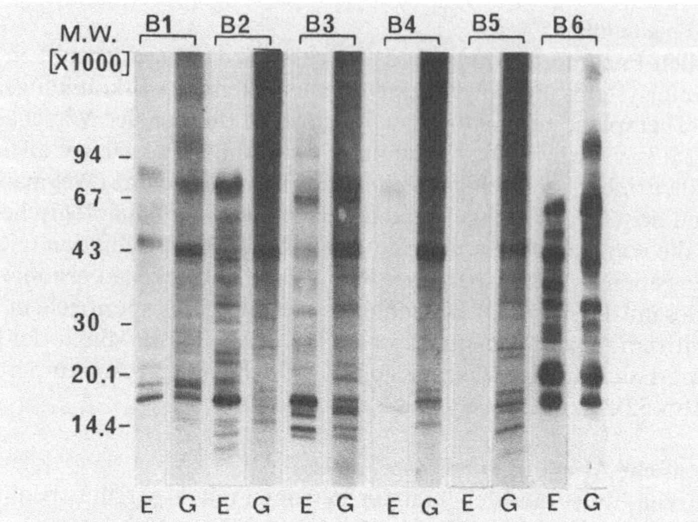

Abb. 52 a–f. Immunoblot mit Aspergillus fumigatus-Extrakt (eigene Herstellung) und Seren von Patienten mit allergischer bronchopulmonaler Aspergillose *(a)* sowie Probanden mit anderen Aspergillen-bedingten Lungenerkrankungen *(b–e)* und gesunden Kontrollpersonen *(f)*. Die Auftrennung des Aspergillus fumigatus-Extrakts erfolgte mittels SDS-Polyacrylamidgel-Elektrophorese. Die einzelnen Serumproben sind entsprechend Tabelle 18 mit A1 bis F2 bezeichnet. *E* Darstellung der von menschlichen IgE-Antikörpern gebundenen Komponenten von Aspergillus fumigatus. *G* Darstellung der von menschlichen IgG-Antikörpern gebundenen Komponenten von Aspergillus fumigatus.

a Asp. Fum.-Immunoblot bei Aspergillose (Pat.: B1–B6)

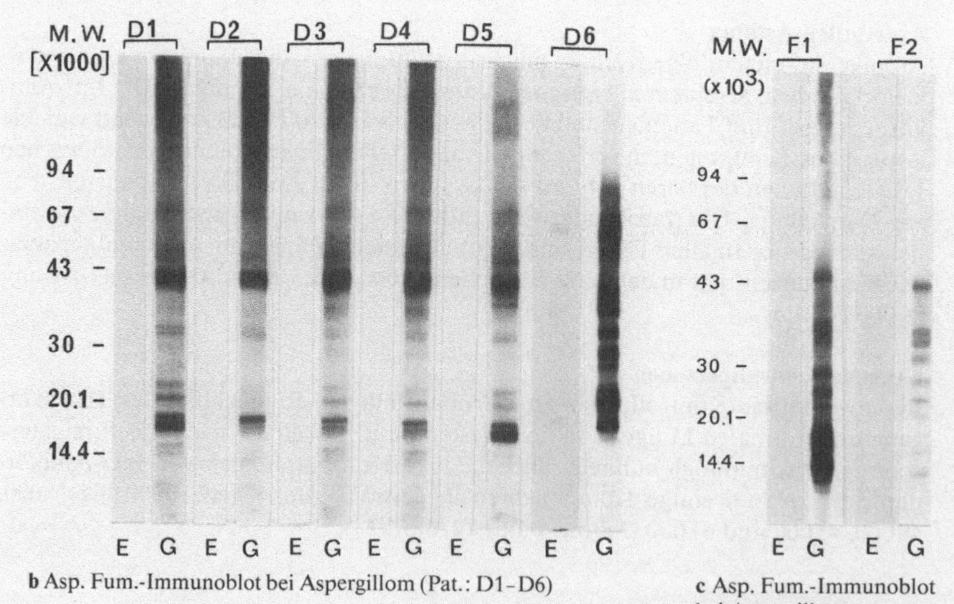

b Asp. Fum.-Immunoblot bei Aspergillom (Pat.: D1–D6)

c Asp. Fum.-Immunoblot bei Aspergillenpneumonie (Pat.: F1, F2)

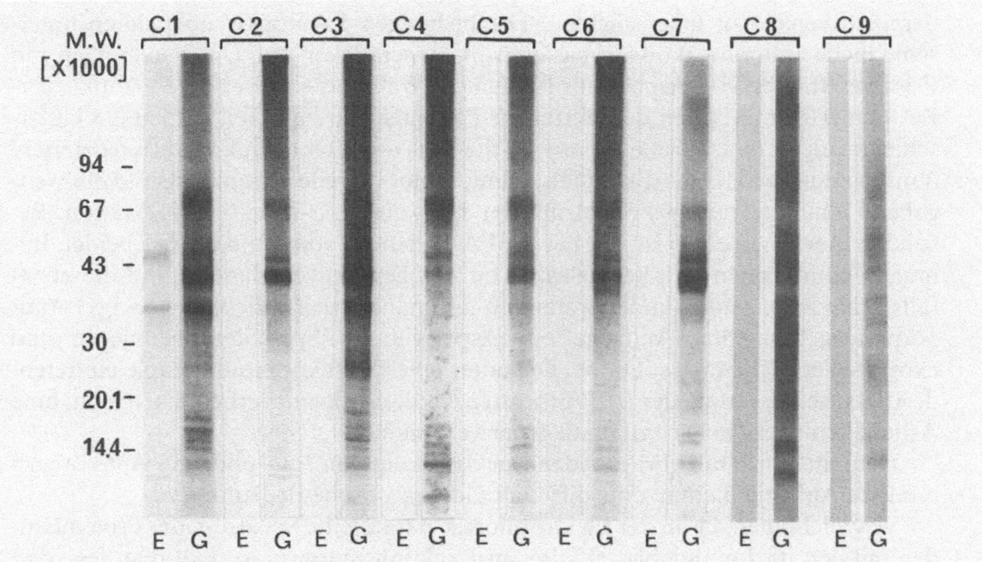

d Asp. Fum.-Immunoblot bei Farmerlunge (Pat.: C1–C7) und Obstbauernlunge (Pat.: C8, C9)

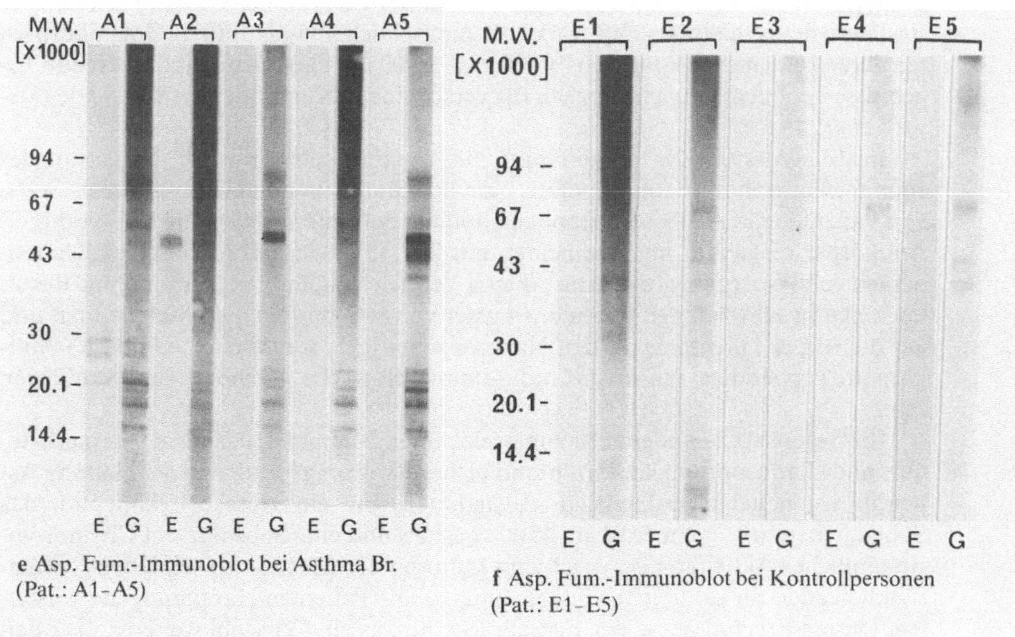

e Asp. Fum.-Immunoblot bei Asthma Br.
(Pat.: A1–A5)

f Asp. Fum.-Immunoblot bei Kontrollpersonen
(Pat.: E1–E5)

Diskussion der Ergebnisse

Unter den durch die Schimmelpilz-Gattung Aspergillus hervorgerufenen bronchopulmonalen Erkrankungen sind exogen-allergische Formen (Asthma bronchiale,
allergische Alveolitis), umschriebene (Aspergillom, allergische bronchopulmonale
Aspergillose) und invasiv fortschreitende Infektionen (Aspergillen-Pneumonie, As-

pergillen-Sepsis) zu unterscheiden. Die bisherigen Kenntnisse über deren unterschiedliche Immunreaktionen basieren im wesentlichen auf Untersuchungen mit Gesamtextrakten von Aspergillus fumigatus. Während entsprechende Antikörper-Bestimmungen zwischen den einzelnen Patienten nur zum Teil eindeutige Unterschiede zeigen (s. a. Tabelle 18), ergibt die von uns durchgeführte differenziertere immunologische Diagnostik mittels Immunoblot für jedes Krankheitsbild ein weitgehend charakteristisches Spektrum der IgE- und IgG-Antikörper-Reaktion. Besonders hervorzuheben ist die bei ABPA-Patienten von Antikörpern beider Immunglobulinklassen erfaßte Vielzahl von Antigen-aktiven Banden und die ebenfalls zahlreichen, etwas anders verteilten und nahezu ausschließlich von IgG-Antikörpern gebundenen Antigene bei Aspergillom, Aspergillen-pneumonie und exogen-allergischen Alveolitiden. Die unter einer Kortikosteroidtherapie eintretende klinische Besserung der ABPA ist offensichtlich mit einer erheblichen Abnahme Aspergillen-spezifischer IgE-Antikörper verbunden.

Dem im Einzelfall vorliegenden Spektrum der von IgE- und IgG-Antikörpern erfaßten Antigene kommt eine differentialdiagnostische Bedeutung zu.

Vergleicht man das in der Elektrophorese dargestellte Spektrum der Proteinbanden mit den im Immunoblot erhaltenen Reaktionsmustern, so stellt man fest, daß bestimmte Proteine häufig keine oder nur eine schwache Antigen-Aktivität besitzen (v. a. in dem MW-Bereich 50 000 bis 70 000 Daltons), während zahlreiche, nur in sehr geringer Menge vorhandene und deshalb in der Elektrophorese nicht erkennbare Bestandteile verhältnismäßig stark mit menschlichen IgE- und IgG-Antikörpern reagieren (u. a. im MW-Bereich 10 000 bis 20 000 Daltons). Korrespondierende Ergebnisse beobachteten wir kürzlich für verschiedene Komponenten von Seide (Dewair et al., 1985).

Bush u. Voss (1982), Longbottom (1983) untersuchten mittels 2-dimensionaler Immunelektrophorese und 2-dimensionaler Radio-Immunelektrophorese Seren von Patienten mit ABPA. Sie erhoben ähnliche Befunde wie wir: Die IgE- und IgG-Antikörper reagierten im allgemeinen mit 2-7, überwiegend identischen Komponenten von Aspergillus fumigatus; die im Vergleich zu unseren Immunoblot-Resultaten häufig schwächeren Reaktionsmuster von IgG dürften technisch bedingt und auf die von uns nicht nur für den Nachweis von IgE-, sondern auch von IgG-Antikörpern verwendete sensitivere radio-immunologische Methode zurückzuführen sein.

Im Gegensatz zu anderen Asthma-relevanten Schimmelpilzen wie Alternaria tenuis und Cladosporium herbarum sind bisher nur wenige Antigene der Gattung Aspergillus genauer charakterisiert. Ausnahmen sind ein saures Glykopeptid (das Subeinheiten mit einem MW um 45 000 besitzt) und eine Substanz mit Chymotrypsin-ähnlicher Aktivität, die – nach den Immunoblot-Mustern zu schließen – offensichtlich auch für zahlreiche von uns untersuchte Patienten Hauptantigene darstellen. Unsere Ergebnisse zeigen, daß darüber hinaus eine Vielzahl weiterer, über den gesamten MW-Bereich der Elektrophorese sich erstreckende Antigene mit von Krankheitsbild zu Krankheitsbild unterschiedlicher klinischer Bedeutung vorliegen. Eine gezielte Erforschung weiterer Charakteristika dieser krankheitsverursachenden Komponenten erscheint für die klinische Anwendung erfolgversprechend.

Schlußfolgerungen

Alle bisher strukturell definierten Inhalationsantigene sind Proteine oder Glykoproteine, die nahezu ausschließlich ein Molekulargewicht zwischen 5000 und
40000 Daltons besitzen. Nur der Bestandteil des Insektengiftes Melittin weist ein
niedrigeres Molekulargewicht auf, nämlich 2840 Daltons. Die Abb. 53 enthält in der
Literatur beschriebene, molekular definierte Antigene, zusätzlich entsprechende
Substanzen tierischer, mikrobieller, pflanzlicher und partiell synthetischer Herkunft, gegen die wir Sensibilisierungen beim Menschen festgestellt haben
(s.a.S.49–86). Auch die letzteren Verbindungen besitzen durchwegs Protein-Struk-

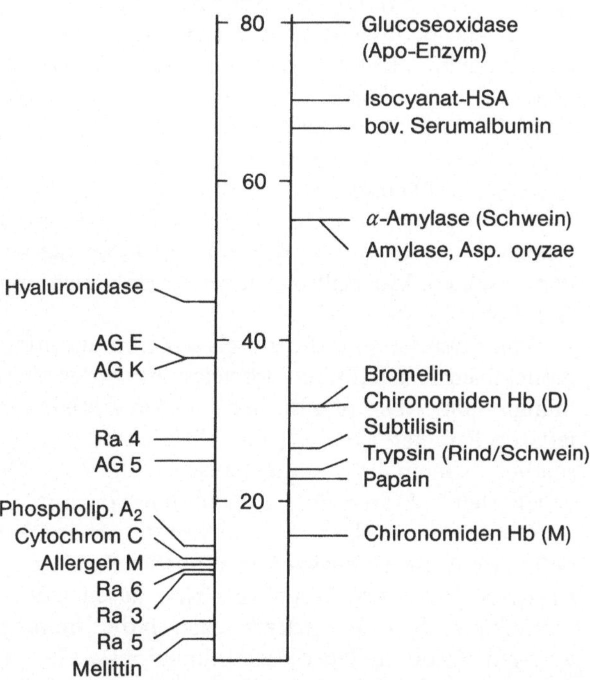

Abb. 53. Zusammenstellung molekular definierter Antigene, die Typ-I-Immunreaktionen beim
Menschen hervorrufen. *Links:* in der Literatur beschriebene Antigene; *rechts:* entsprechende Substanzen, gegen die wir in eigenen Untersuchungen Sensibilisierungen festgestellt haben

turen; das Spektrum des Molekulargewichts verbreitert sich jedoch bis 79 000 Daltons (Apoenzyme der Glucoseoxidase).

Die räumliche Anordnung der Polypeptidketten dieser klinisch relevanten Antigene ist vorwiegend gefaltet oder helikal. In einigen Fällen liegen intramolekulare Querverbindungen der Polypeptidketten durch Disulfidbrücken vor. Diese Struktureigenschaften verleihen den Molekülen eine besondere Stabilität gegenüber physiko-chemischer Denaturation und enzymatischem Abbau. Auffallend häufig fanden wir Typ-I-Sensibilisierungen gegen enzymatisch aktive Verbindungen, und hier wiederum vorwiegend gegen solche mit proteolytischen Eigenschaften (Baur, 1981 a; s. a. Wüthrich, 1985). Dies legt die Vermutung nahe, daß die allergische Immunreaktion auch ein Abwehrmechanismus zur Elimination chemisch aktiver, die Homöostase des Organismus potentiell gefährdender Substanzen darstellen könnte. Experimentelle Befunde sprechen zumindest in einem Teil der Fälle für eine Neutralisierung der Enzymwirkung durch tierische und auch menschliche Immunglobuline, ein Hinweis auf einen Angriffspunkt der Antikörper im oder nahe dem enzymatisch-aktiven Zentrum (Shapira u. Arnon, 1968; Fuller u. Marucci, 1971; Erickson, 1974).

Für allergische Alveolitiden und die allergische bronchopulmonale Aspergillose bedeutsame Antigene konnten von uns orientierend charakterisiert werden. Wir haben festgestellt, daß die für die Befeuchterlunge relevanten Antigen-wirksamen Komponenten von verschiedenen Schimmelpilzen, in einigen Fällen offensichtlich auch von Legionella pneumophila oder immunologisch verwandten Bakterienarten stammen (s. S. 33). Unsere Untersuchungen von 30 Patienten mit Farmerlunge bestätigen die pathogenetische Bedeutung der thermophilen Actinomyceten, zeigen jedoch auch, daß Aspergillen in unserer Region eine etwa ebenso große Rolle zukommt. Die Antikörper erkrankter Landwirte reagieren mit einer Vielzahl verschiedener Bestandteile dieser beiden mikrobiellen Gruppen; ihr Molekulargewicht liegt nach unseren Ergebnissen mit dem Immunoblot-Verfahren nahezu ausschließlich zwischen 16 000 und 100 000 Daltons (s. S. 44).

Die einzelnen, durch Aspergillen hervorgerufenen Erkrankungsformen unterscheiden sich durch abweichende Spektren der von IgE- und/oder IgG-Antikörpern erfaßten Aspergillus-Antigene, von denen insgesamt mindestens 30 existieren (s. a. Abb. 52 a–e).

Von Interesse sind die mittels der Immunoprint-Techniken in den untersuchten Kollektiven feststellbaren Abweichungen der Reaktionsmuster menschlicher Immunglobuline. Die Anzahl der von den Antikörpern erfaßten Komponenten variiert von Patient zu Patient, obwohl die stattgehabten Expositionen sich nur unwesentlich voneinander unterscheiden dürften. Dies weist auf die Bedeutung genetischer Faktoren für die Immunantwort hin.

Gegen thermophile Aktinomyceten, Aspergillen und einige asthmaauslösende, definierte Antigene besitzen zwar auch gesunde Exponierte IgG-Antikörper, jedoch ist deren Konzentration im Vergleich zu jener der symptomatischen Personen wesentlich niedriger; außerdem reagieren die Immunglobuline der Gesunden nur mit wenigen Bestandteilen dieser Inhalationsstoffe. Aufgrund geringer Konzentrationen Antigen-spezifischer IgG-Antikörper allein kann somit eine Differentialdiagnose nicht gestellt werden. Die angewandten Immunoprint-Techniken liefern hierzu jedoch wertvolle Teilinformationen.

Andererseits zeigt eine Minderheit der untersuchten Probanden mit exogen-allergischer Alveolitis negative immunologische Befunde. Dies könnte in Übereinstimmung mit in-vitro Versuchen auf die Aktivierung der Komplement-Kaskade über den alternativen Weg und die nachfolgende Bildung einer Reihe von chemisch-aktiven Faktoren einschließlich von Mediatoren der Entzündungsreaktion hinweisen.

Erwartungsgemäß korrelieren die durch definierte Antigene ausgelösten, vorwiegend die Atemwege betreffenden Reaktionen vom Soforttyp mit dem Nachweis spezifischer zytotroper Antikörper der IgE-Klasse. Die beschriebenen Krankheitserscheinungen können auf die Freisetzung präformierter Mastzell-Mediatoren und die Neugenerierung von Produkten des Cyclooxygenase- und vor allem des Lipoxygenaseweges zurückgeführt werden.

Noch nicht ganz geklärt ist die Relevanz der mittels empfindlicher Methoden in diesen Patientenkollektiven gefundenen spezifischen IgG-Antikörper. Ihr Auftreten weist für manche Antigene, z. B. Papain (s. S. 68), eine enge Assoziation mit Erkrankungen vom Soforttyp, nicht jedoch vom verzögerten Typ auf. Nach Inhalation anderer, ähnlich wirkender Stoffe fanden wir derartige Immunglobuline annähernd ebenso häufig im Serum von Gesunden wie von kranken Kontaktpersonen, und nicht immer in Verbindung mit IgE-Antikörpern. Entsprechende Befundkonstellationen waren für Chironomidenhämoglobine und Isocyanate zu erheben (s. S. 84; Baur et al., 1982 c, Vogelmeier, 1984). Die Ursache der offensichtlich unterschiedlichen klinischen Bedeutung der IgG-Antikörper ist bisher nicht bekannt. Denkbar wäre, daß diese Immunglobuline verschiedenen funktionellen Untergruppen zugehören, z. B. dem „short-term sensitizing IgG" (der Subklasse IgG_4 angehörend), das eine IgE-ähnliche Wirkung besitzt, ferner den „blocking antibodies", die mit IgE-Antikörpern um dieselben Antigene konkurrieren und einen protektiven Effekt ausüben. Unter immunologischen Aspekten ist das gleichzeitige Vorkommen von Antigen-spezifischen Immunglobulinen verschiedener Klassen, wie wir es u. a. gegen Papain, Subtilisin, Trypsin und Isocyanate nachweisen konnten, nicht überraschend, eher erwartungsgemäß: Ein Plasmazellklon bildet im allgemeinen in zeitlicher Reihenfolge nacheinander Antikörper mit unterschiedlicher C-Region, d. h. mit verschiedener Klassenzugehörigkeit, jedoch identischer Antigen-bindender V-Region. Abgesehen von Melittin, von dem kürzlich zwei größere Fragmente bezüglich ihrer Reaktion mit menschlichen IgE-Antikörpern untersucht wurden (King, 1984), existierten bisher keine Erkenntnisse über die Lokalisation oder Struktur von Determinanten klinisch relevanter Antigene. Nach Untersuchungen mit tierischen Antiseren gegen Spermwal-Myoglobin, Albumin verschiedener Spezies, Lysozym, Cytochrom C und die Alpha-Kette des menschlichen Hämoglobins – insbesondere von der Arbeitsgruppe von Atassi durchgeführt – umfassen die mit Immunglobulinen direkt in Interaktion tretenden Regionen nur jeweils 4–7 Aminosäurereste (Atassi, 1980). Das kleinste von uns isolierte Antigen-aktive Fragment stellt ein 11er Peptid des Insektenhämoglobin CTT IV dar. Es ist wahrscheinlich partiell Bestandteil einer exponierten Schleife und entspricht somit den durch Röntgenstrukturanalysen unter Verwendung monoklonaler Antikörper bisher charakterisierten Antikörper-bindenden Regionen. Untersuchungen des Hämagglutinin und der Neuraminidase des Influenzavirus zeigten, daß derartige Regionen von oberflächlich gelegenen, leicht zugänglichen Molekülabschnitten gebildet werden (Wiley et al., 1981; Colman et al., 1983).

Die Kenntnis der Struktur von Antigen-Determinanten, hier orientierend an den Hämoglobinen der Zuckmücken dargestellt, könnte zur Grundlage für erfolgversprechende neue Therapieansätze werden. So ist ähnlich dem bereits erfolgreichen prophylaktischen Einsatz von monovalentem Dextran, Promit, (Laubenthal et al., 1982; Meßmer et al., 1980; Ring u. Meßmer, 1977) durch Moleküle mit nur einer Determinanten die Blockierung von Immunglobulinen denkbar, ohne daß eine anaphylaktische Sofortreaktion auftritt (Prinzip der Hapten-Inhibition). Auch eröffnet die Verwendung von definierten Abschnitten der Antigene für die Immuntherapie (Hyposensibilisierung) neue Möglichkeiten.

Fernziel unserer Untersuchungen ist nicht nur die strukturelle Beschreibung jener Epitope eines Antigens, die auf der Effektorseite des Immunsystems (B-Zellen, Immunglobuline) in Erscheinung treten, sondern auch die Erforschung der einzelnen Molekülabschnitte, die für die Erkennung eines Antigen und die Regulation der Immunantwort mitverantwortlich sind. Zahlreiche Befunde weisen darauf hin, daß hierfür mehrere Bereiche eines Antigenmoleküls eine unterschiedliche Rolle spielen. So wurde für das Lysozym und das Lepraantigen gly-I nachgewiesen, daß bestimmte Molekülabschnitte die Fähigkeit zur Stimulierung unterschiedlicher Lymphozyten-Subpopulationen besitzen (Adorini et al., 1979; Mehra et al., 1984). Wir haben gerade Interesse an jenen Regionen, die eine Aktivierung menschlicher Helfer- und Suppressor-T-Zellen bewirken. Die therapeutische Anwendung derartiger Erkenntnisse liegt auf der Hand: Am geeignetsten für die Behandlung allergischer Erkrankungen wäre ein Fragment, das selbst in seiner Molekularstruktur keine oder nur eine Antigen-Determinante aufweist, andererseits aber durch eine Aktivierung von Suppressor-T-Zellen die Bildung spezifischer IgE-Antikörper unterbindet.

Noch sind die bisher von uns untersuchten Antikörper-bindenden Fragmente zu groß, als daß schon Aussagen über eine ausreichend exakte Lokalisation, über die Feinstruktur der Antigen-Determinanten und über die von B- und T-Zellen im einzelnen erkannten Epitope möglich wären. Wir beabsichtigen deshalb weitere gezielte Molekülspaltungen, den Einsatz synthetischer Peptide und das Studium der spezifischen Reaktionen von isolierten Subpopulationen menschlicher Lymphozyten auf die einzelnen Abschnitte der Antigenmoleküle.

Zusammenfassung

1. Ziel

Ziel der dargestellten Untersuchungen war, klinisch relevante Antigene zu identifizieren, zu isolieren und zu charakterisieren. Wir gingen von den Beobachtungen an Patienten aus. Es sollte unsere Kenntnis von der Pathogenese allergischer Erkrankungen der Lunge und der tieferen Atemwege erweitert werden.

2. Methodik

Zu diesem Zwecke wurden acht Patientenkollektive mit einer Besetzung von 5–621, insgesamt über 900 Personen herangezogen, welche an einer bronchopulmonalen Immunopathie litten oder aufgrund ihrer Exposition gefährdet waren, eine solche zu entwickeln.

Die Ergebnisse stützen sich auf: allgemeine und spezielle Arbeitsplatz-bezogene Anamnese, physikalische Untersuchungsbefunde der Lunge, Röntgenfilme der Thoraxorgane, spirometrisch und ganzkörperplethysmographisch gemessene Lungenfunktionswerte, inhalative Antigenprovokationen und Hauttestungen, Serumspiegel der Immunglobuline E und G sowie auf spezifische Antikörper-Titer unter Verwendung von Antigen-Rohextrakten und Immunoprint-Techniken, welche die im Einzelfall als Antigen wirksamen Komponenten eines Inhalationsstoffes zur Darstellung bringen. Ferner unternahmen wir chemische und enzymatische Spaltungen einiger Antigene und die anschließende radio-immunologische Untersuchung der erhaltenen Fragmente. Hiermit sollte versucht werden, die Antigen-Determinanten innerhalb der in ihrer Primärstruktur definierten Moleküle zu lokalisieren.

3. Exogen-allergische Alveolitiden

Die von sieben Personen mit akuter oder chronischer Form der *Befeuchterlunge* gewonnenen immunologischen Ergebnisse, welche durch mikrobiologische Untersuchungen von Wasserproben mehrerer Klimaanlagen ergänzt wurden, zeigen die pathogenetische Bedeutung verschiedener Schimmelpilz-Bestandteile, u. a. von Alternaria tenuis, Aureobasidium pullulans, Penicillium notatum, Aspergillus fumigatus, in einigen Fällen auch von Bakterien-Bestandteilen der Legionellagruppe. Das vorherrschende Auftreten der Erkrankung in Druckereibetrieben weist auf die Bedeutung spezieller Umweltfaktoren hin.

Die Auswertung der Befunde von 30 Personen mit *Farmerlunge* ergibt, daß die in Süddeutschland hierfür ursächlichen Antigengruppen in etwa 70% der Fälle von thermophilen Actinomyceten und etwa gleich häufig von Pilzen der Gattung Aspergillus stammen. Etwa die Hälfte der Patienten ist gegen beide mikrobielle Gruppen sensibilisiert. Mit den Immunoprint-Techniken können bis zu 30 Antigene und differierende Sensibilisierungsmuster nachgewiesen werden. Das Molekulargewicht dieser Antigene liegt zwischen 16000 und 100000 Daltons.

4. Asthma durch molekular definierte Antigene

Als klinisch bedeutsame Antigene der Chironomiden (Zuckmücken; Diptera) wurden monomere und homo-dimere, in ihrer Primärstruktur beschriebene *Hämoglobine* erkannt. Diese spielen aufgrund der Befunde, die wir an 141 exponierten Personen erhoben, sowohl als Berufs- als auch als Umweltantigene eine bedeutsame Rolle.

Weitere, in jeweils 1–16 Erkrankungsfällen identifizierte Antigene sind natürlich vorkommende, molekular definierte Substanzen tierischen *(Trypsin, Alpha-Amylase, bovines Serumalbumin),* mikrobiellen *(Subtilisin, Glucoseoxidase, Amylase)* und pflanzlichen Ursprungs *(Papain, Bromelin).*

Die in 621 Fällen vorgenommenen Antikörper-Bestimmungen mit eigens hergestellten *Isocyanat-HSA*-Konjugaten belegen erstmals an einem größeren Kollektiv, daß 14% der symptomatischen, gegenüber Isocyanaten exponierten Berufstätigen, eine spezifische, IgE-vermittelte Sensibilisierung aufweisen. Korrespondierende Befunde zeigen die bei 203 Personen vorgenommenen Hauttestungen sowie Arbeitsplatz-bezogene Expositionsversuche. Mittels des RAST-Inhibitionstest wurde eine bisher nicht bekannte immunologische Kreuzreaktion verschiedener Isocyanat-Albumin-Verbindungen gefunden. Die Bindungsstellen zwischen Isocyanaten und körpereigenen Proteinstrukturen scheinen ganz im Vordergrund zu stehen, und neu entstandenen Epitopen („new antigenic determinants") zu entsprechen.

Sowohl die in der Literatur beschriebenen als auch die von uns dargestellten molekular definierten Antigene besitzen Proteinstruktur; ihr Molekulargewicht liegt, von wenigen Ausnahmen abgesehen, zwischen 5000 und 70000 Daltons. Das häufige Auftreten von Sensibilisierungen gegen definierte Proteasen in unserem Krankengut ist beachtenswert; z.B. waren von den gegenüber Papainstaub exponierten Personen 34,5% an einer klinisch manifesten Typ-I-Allergie erkrankt.

Die Darstellung der Primär- und Tertiärstruktur Antikörperbindender Regionen der Chironomidenhämoglobine ergibt folgende, für Antigen-Determinanten offensichtlich charakteristische Merkmale: Vorherrschen von Aminosäuren mit polarem und Hydroxy-Charakter, oberflächliche Lokalisation im Antigenmolekül, die Fähigkeit, mit benachbarten Molekülen mittels Wasserstoffbrückenbindungen in Interaktion zu treten, hohe thermische Mobilitätsfaktoren. Hohe thermische Mobilitätsfaktoren sind gleichbedeutend mit niedrigen Energiebarrieren zwischen verschiedenen Konformationszuständen der betreffenden Atomgruppen, welche eine gewisse Anpassung der Antigen-Determinanten an die Antikörperstrukturen ermöglichen. Antigen-inaktive Molekülabschnitte erscheinen demgegenüber bevorzugt hydrophobe Aminosäuren und niedrige thermische Mobilitätsfaktoren aufzuweisen und weniger oder nicht-exponierte Molekülabschnitte einzunehmen. Die analysierten, asthmaauslösenden Antigene induzieren in einem Großteil der Fälle nicht nur die Bildung von spezifischen IgE-, sondern auch von IgG-Antikörpern. Letztere sind z.T. mit dem Auftreten von Antikörpern der IgE-Klasse korreliert (z.B. für das Antigen Papain), z.T. besteht lediglich eine Assoziation mit der statt-

gehabten Exposition, nicht jedoch mit der Manifestation von Krankheitssymptomen (z. B. Insektenhämoglobine, Isocyanate).

5. Seltene exogene, kombinierte bronchopulmonale Immunreaktionen
Die Kombination einer asthmatischen Reaktion mit einer allergischen Alveolitis,
die bisher kaum bekannt ist, konnte in vier Fällen gesichert werden. Die auslösen-
den Inhalationsnoxen waren zweimal Heustaub und je einmal Penicillin V und das
Isocyanat MDI. Die Alveolitis-Reaktion ist Ausdruck einer Typ-III-Sensibilisierung unter Beteiligung spezifischer IgG-Antikörper; die initiale Bronchialobstruktion geht möglicherweise auf eine Komplementaktivierung mit unspezifischer
Mastzelldegranulation zurück.

6. Allergische bronchopulmonale Aspergillose
Die sechs Patienten mit allergischer bronchopulmonaler Aspergillose zeichnen sich
durch hohe Konzentrationen von IgG- und – soweit keine Kortikosteroidtherapie
durchgeführt wird – auch von IgE-Antikörpern gegen eine Vielzahl von Aspergil-
lus-Antigenen aus. Diese sind über den gesamten Molekulargewichtsbereich der
Polyacrylamidgel-Elektrophorese verteilt. Die einzelnen, Aspergillen-bedingten hy-
perergischen und/oder infektiösen Erkrankungen unterscheiden sich durch abweichende Spektren der von Immunglobulinen der IgE- und IgG-Klasse erfaßten Antigen-wirksamen Komponenten, von denen insgesamt mindestens 30 existieren.
Dadurch ergeben sich Entscheidungshilfen für die Differential-Diagnose.

7. Schlußfolgerung und Ausblick
Die dargestellten Resultate könnten als Grundlage für neue Therapieansätze die-
nen. So erscheint eine Immuntherapie mit reinen definierten Antigenen und mit
Antigenfragmenten erfolgversprechend. Auch eine gezielte Anwendung von Molekülabschnitten, die einen hemmenden Effekt auf die Immunantwort ausüben, ist
nach ersten, noch zu erweiternden in-vitro Versuchen denkbar.

Literatur

Aas K, Belin L (1972) Standardization of diagnostic work in allergy. Acta Allergologica 27, 439–468

Abraham WM, Perruchoud AP, Sielczak WM, Yerger LD, Stenvenson JS (1984) The role of airway inflammation in antigen-induced late bronchial obstruction. Respiration 46, Suppl, 1

Adorini L, Harvey HA, Miller A, Sercarz EE (1979) Fine specificity of regulatory T-cells. II. J Exp Med 150, 293–306

Aenggard A, Lundblad L, Lundberg JM (1985) Irritant receptors in the respiratory mucosa. – Peptidergic mechanisms. Annual meeting Europ Acad Allergol Clin Immunol 2.–5.6. 1985, Stockholm

Ali A (1980) Nuisance chironomids and their control: a review. Bull Entomol Soc Am 26, 3–16

Arens A et al (1977) Bromelain. Farmaceutisch Tiidschrift voor Belgie 54, 85–97

Arnon R (1976) Papain, in: Methods of Enzymology. Vol XIX (Lorand L Hrsg) pp 226–244

Aschauer H, Zaidi ZH, Braunitzer G (1981 a) Amino acid sequence of a dimeric hemoglobin (erythrocruorin), component VI from Chironomus thummi thummi. Hoppe Seyler's Z Physiol Chem 362, 261–273

Aschauer H, Braunitzer G (1981 b) Amino acid sequence of a dimeric hemoglobin (erythrocruorin), component VIII from Chironomus thummi thummi. Hoppe Seyler's Z Physiol Chem 362, 409–420

Atassi MZ (1980) Precise determination of protein antigenic structures has unravelled the molecular immune recognition of proteins and provided a prototype for mimicking of other protein binding sites. Mol Cell Biochem 32, 21–43

Austen FK (1974) Reaction mechanisms in the release of mediators of immediate hypersensitivity from human lung tissue. Fed Proc 33, 2256–2262

Bach FH, Road JJ (1976) The mayor histocompatibility complex – genetics and biology I. New Engl J Med 295, 806–813

Banaszak EF, Thiede WH, Fink JN (1970) Hypersensitivity pneumonitis due to contamination of an air conditioner. New Eng J Med 283, 271–276

Barocliff DF, Arblaster P (1968) Farmer's lung: a study of an early acute fatal case. Thorax 23, 490–500

Batteiger B, Newhall WJ, Jones B (1982) The use of Tween 20 as a blocking agent in the immunological detection of proteins transferred to nitrocellulose membranes. J Immunol Methods 55, 297–307

Baur X, Dewair M: Asthma to isocyanates and other low molecular weight chemicals. Europ Acad Allergol Clin Immunol. Stockholm 3.–5.Juni 1985, Abstr S 21–23

Baur X, Aschauer H, Mazur G, Dewair M, Prelicz H, Steigemann W (Science, im Druck) Structure and antigenic determinants of some clinically important insect allergens: chironomid hemoglobins

Baur X, Fruhmann G, v Liebe V (1978) Allergologische Untersuchungsmethoden (inhalativer Provokationstest, Hauttest, RAST) für die Diagnose des Asthma bronchiale. Klin Wschr 56, 1205–1212

Baur X, Fruhmann G (1979) Allergic reactions including asthma, to the pineapple protease bromelain following occupational exposure. Clin Allergy 9, 443–450

Baur X, Dorsch W, Becker T (1980 a) Levels of complement factors in human serum during immediate and late asthmatic reactions and during acute hypersensitivity pneumonitis. Allergy 35, 383–390

Baur X, Fruhmann G (1980) Neuzeitliche Therapie des Asthma bronchiale. Dtsch Ärzteblatt 77, 2475–2483

Baur X, Ziegler D, Reichenbach-Klinke HH, Aschauer H, Braunitzer G (1980 b) Detection of potent insect antigens for humans: hemoglobins (erythrocruorins) of chironomids. Naturwissenschaften 67, 365

Baur X (1981 a) Isolierte bakterielle, pflanzliche und mykotische Enzyme als aggressive Inhalations- und potentielle Ingestions-Antigene. Allergologie 4, 87–89

Baur X (1981 b) Bedeutung der verzögerten bronchialen Reaktion für Schweregrad und Therapie des allergischen Asthma bronchiale. Pharmakotherapie 4, 191–196

Baur X, Fruhmann G (1981) Specific IgE antibodies in patients with isocyanate asthma. Chest 80, Suppl, 73–76

Baur X, Fruhmann G, Rienmüller R (1981) Inhalative Provokation bei allergischer Alveolitis und Bronchialobstruktion infolge Exposition gegenüber Heustaub, Vogel-Antigenen und Befeuchterwasser. Prax Pneumol 35, 308–315

Baur X, Dewair M, Fruhmann G, Aschauer H, Pfletschinger J, Braunitzer G (1982 a) Hypersensitivity to chironomids (non-biting midges): Localization of the antigenic determinants within certain polypeptide sequences of hemoglobins (erythrocruorins) of Chironomus thummi thummi (Diptera). J Allergy Clin Immunol 68, 66–76

Baur X, König G, Bencze K, Fruhmann G (1982 b) Clinical symptoms and results of skin test, RAST and bronchial provocation test in thirty three papain workers: Evidence for strong immunogenetic potency and clinically relevant proteolytic effects of airborn papain. Clin Allergy 12, 9–17

Baur X, Dewair M, Römmelt H (1982 c) Neue Erkenntnisse über die arbeitsmedizinische Bedeutung der Isocyanate und die zugrundeliegenden pathophysiologischen Vorgänge. EW Baader Preis d Dtsch Ges Arbeitsmedizin

Baur X, Aschauer H, Dewair M, Fruhmann G, Braunitzer G (1982 d) Relationship between primary structures and allergenicity of asthma-inducing insect proteins (chironomid hemoglobins). Chest 82, 254

Baur X (1983 a) Immunological cross-reactivity between different albumin bound isocyanates. J Allergy Clin Immunol 71, 197–205

Baur X (1983 b) Untersuchungen über die Struktur von asthmarelevanten Inhalationsallergenen. Prax Pneumol 37, 714–716

Baur X, Dewair M, Haegele K, Prelicz H, Scholl A, Tichy H (1983) Common antigenic determinants of haemoglobin as basis of immunological cross-reactivity between chironomid species (Diptera, Chironomidae): Studies with human and animal sera. Clin Exp Immunol 54, 599–607

Baur X, Prelicz H (1984) Entdeckung weltweit verbreiteter Inhalationsantigene: Hämoglobine der Zuckmücken. Karl Hansen Preis d Dtsch Ges Allergie-Immunitätsforschg

Baur X, Fruhmann G, Prelicz H (1984 a) Die Befeuchterlunge, eine Berufskrankheit? Arbeitsmed Sozialmed Präv med 19, 35–38

Baur X, Dewair M, Römmelt H (1984 b) Acute airway obstruction followed by hypersensitivity pneumonitis in an isocyanate (MDI) worker. J Occup Med 26, 285–297

Baur X, Wießmann KJ, Wüthrich B (1984 c) Enzyme sind die allergen-wirksamen Komponenten von inhaliertem Pankreatin. Dtsch Med Wschr 109, 257–260

Baur X, Dewair M, Fruhmann G (1984 d) Detection of immunologically sensitized isocyanate workers by RAST and intracutaneous skin tests. J Allergy Clin Immunol 73, 610–618

Berrens L, Guikers CLH, v Dijk A (1974) The antigens in pigeon breeder's disease and their activation with human complement. Ann NY Acad Sci 221, 153–162

Berufsgenossenschaftliche Grundsätze für arbeitsmedizinische Vorsorgeuntersuchungen (1975) G 27. Gentner-Verlag, Stuttgart

Bice DE, Salvaggio J, Hoffmann E (1976) Passive transfer of experimental hypersensitivity pneumonitis with lymphoid cells into rabbit. J Allergy Clin Immunol 58, 250–262

Blackwell GJ, Flower RJ (1978) 1-Phenyl-3-pyrazolidine: An inhibitor of cyclooxygenase and lipoxygenase pathways in lung and platelets. Prostaglandins 16, 417–425

Bohlig H, Hain E, Valentin H, Woitowitz HJ (1981) Die Weiterentwicklung der Internationalen Staublungen-Klassifikation und ihre Konsequenzen für die arbeitsmedizinischen Vorsorgeuntersuchungen staubgefährdeter Arbeitnehmer (ILO 1980/Bundesrepublik). Prax Pneumol 35, 1975–1154

Bolt W, Brille D, Cara M, Coppee G, Houberechts A, Lavenne F, Sadoul P, Sartorelli E, Zorn O (1971) Leitfaden für praktische Durchführung der Untersuchung der ventilatorischen Funktion durch die Spirographie. Schriften zur Arbeitshygiene und Arbeitsmedizin, Nr 11, 2. Aufl Kommission der Europäischen Gemeinschaft EGKS, Luxemburg

Braun V, Crichton RR, Braunitzer G (1968) Über monomere und dimere Insektenhämoglobine (Chironomus thummi). Hoppe Seyler's Z Physiol Chem 349, 197–210

Braun-Falco O, Plewig G, Wolff HH (1984) Lehrbuch der angewandten Dermatologie und Venerologie. Springer-Verlag, Berlin, 3. Auflage, 255–276

Buse G, Steffens GJ, Braunitzer G, Steer W (1979) Hemoglobins XXV. Hemoglobin (erythrocruorin) CTT III from Chironomus thummi thummi (Diptera). Primary structure and relationship to other heme proteins. Hoppe Seyler's Z Physiol Chem 360, 89–97

Butcher BT, Salvaggio JE, O'Neil, Weill H, Garg O (1977) Toluene diisocyanate pulmonary disease: immunopharmacologic and mecholyl challenge studies. J Allergy Clin Immunol 59, 223–227

Butcher BT, O'Neil CE, Reed MA, Salvaggio JE (1980) Radioallergosorbent testing of toluene diisocyanate-reactive individuals using p-tolyl isocyanate antigen. J Allergy Clin Immunol 66, 213–216

Ceska HM, Lundkvist HU (1972) A new and rapid method for the determination of IgE. Immunchem 9, 1021–1030

Cinader B (1967) Antibodies to biologically active molecules (Cinader B ed) p 85, Pergamon Press, Oxford

Colman PM, Varghese JN, Laver WG (1983) Structure of the catalytic sites in influenza virus neuramidase. Nature 303, 41–44

Coombs RRA, Gell PGH (1975) Classification of allergic reactions responseable for clinical hypersensitivity and disease, in: Clinical Aspects of Immunology (Gell PGH, Coombs RRA, Lachmann PJ eds) p 761, Blackwell, Oxford

Cotes JE (1975) Lung function. Blackwell, Oxford

Cranston PS, Gad el Rab MO, Kay AB (1981) Chironomid midges as a cause of allergy in the Sudan. Trans R Soc Trop Med Hyg 75, 1–4

Dahlen SE, Hedquvist P, Hammerström S, Samuelsson B (1980) Leukotrienes are potent constrictors of human bronchi. Nature 288, 484–486

Danks JM, Cromwell O, Buckingham JA, Newman-Taylor AJ, Davies RJ (1981) Toluene-diisocyanate-induced asthma: evaluation of antibodies in the serum of affected workers against a tolyl mono-isocyanate protein conjugate. Clin Allergy 11, 161–168

Delespesse G, Debisshop MJ, Flament J (1979) Measurement of IgG antibodies to house dust mite and grass pollen by a solid phase radioimmunoassay. Clin Allergy 9, 503–514

Dewair M, Baur X (1982) Studies on antigens useful for detection of IgE antibodies in isocyanate-sensitized workers. J Clin Chem Clin Biochem 20, 337–340

Dewair M, Baur X, Mauermayer R (1983) Inhibition of acetylcholinesterase by diisocyanates and its spontaneous reactivation. Int Arch Occup Environ Health 52, 257–261

Dewair M, Baur X, Ziegler K (1985) Use of immunoblot technique for detection of human IgE and IgG antibodies to individual silk proteins. J Allergy Clin Immunol 76, 537–542

Dreyer WJ, Bennett JC (1965) The molecular basis of antibody formations: a paradox. Proc Natl Acad Sci. USA 45, 864–868

Durham SR, Lee TH, Cromwell O, Shaw RJ, Merrett TG, Merrett J, Cooper P, Kay AB (1984) Immunologic studies in allergen-induced late phase asthmatic reactions. J Allergy Clin Immunol 74, 49–60

Edwards JH, Baker JT, Davis BH (1974) Precipitin negative farmer's lung – Activation of the alternate pathway of complement of mouldy hay dusts. Clin Allergy 4, 379–388

Edwards JH, Griffiths AJ, Mullins J (1976) Protozoa as sources of antigen in humidifier fever. Nature 264, 438–439

Edwards JH (1980) Microbial and immunological investigations and remedial action after an outbreak of humidifier fever. Br J Industr Med 37, 55–62

Elsayed S, Bennich H (1975) The primary structure of allergen M from Cod. Scand J Immunol 4, 203–208

Erickson RP (1974) Inactivation of Trypsin by antibodies of high affinity. Immunochem 11, 41–45

Ferlinz R (1982) Lungen- und Bronchialerkrankungen.. Thieme-Verlag, Stuttgart

Fink JN (1980) The use of bronchoprovocation in the diagnosis of hypersensitivity pneumonitis. J Allergy Clin Immunol 64, 590–591

Fink JN (1984) Hypersensitivity pneumonitis. J Allergy Clin Immunol 74, 1–9

Flindt MLH (1969) Pulmonary disease due to inhalation of derivatives of Bacillus subtilis containing proteolytic enzyme. Lancet, 1177-1181

Flindt MLH (1978) Respiratory hazards from papain. Lancet i, 430-432

Flohe L, Loschen G (1982) Modulation des Arachidonsäurestoffwechsels. Allergologie 5, 156-168

Freeman P (1950) A species from the Sudan suspected of causing asthma. Proc R Ent Soc Lond 19, 58

Fruhmann G (1976) Pneumokoniosen durch Inhalation organischer Stäube, in: Handbuch der Inneren Medizin IV/1 (Ulmer WT, Reichel G eds) pp 559-598, Springer-Verlag, Berlin

Fruhmann G, Baur X (1980) Klinische Wertigkeit immunologischer Tests bei Atemwegserkrankungen. Allergologie 6, 426-430

Fruhmann G, Baur X, König G (1980) Die Bedeutung des inhalativen Provokationstests für die Diagnose der exogen-allergischen Alveolitis. Verhdlg Dtsch Ges Inn Medizin 86, 1161-1165

Fuchs E (1979) Allergische Atemwegserkrankungen des anaphylaktischen Soforttyps, Allergologie 2, 174-183

Fuller TC, Marucci A (1971) Immunoenzymology of liver alcohol dehydrogenase. I. Factors influencing the inhibition of horse liver alcohol dehydrogenase by rabbit and guinea pig antisera. J Immun 106, 110-119

Gad el Rab MO, Kay AB (1980) Widespread IgE-mediated hypersensitivity in the Sudan to the „green nimitti" midge Cladotanytarsus lewisi (Diptera: Chironomidae) I. Diagnosis by radioallergosorbent test. J Allergy Clin Immunol 66, 190-197

Ganier M, Lieberman P, Fink J, Lockwood DG (1980) Humidifier lung - an outbreak in office workers. Chest 77, 183-187

Gold WM, Kessler GF, Yu DYC (1972) Role of vagus nerves in experimental asthma in allergic dogs. J Appl Physiol 33, 719-725

Goodfriend L, Choudhury AM, Del Carpio J, King TP (1979) Cytochrome C: New ragweed pollen allergens. Fed Proc 38, 1415

Goodman M, Braunitzer G, Kleinschmidt T, Aschauer H (1983) The analysis of a protein polymorphism: Evolution of monomeric and homodimeric hemoglobins (erythrocruorins) of Chironomus thummi thummi (insecta, diptera). Hoppe Seyler's Z Physiol Chem 364, 205-217

Griffiths BW, Brunet R (1971) Isolation of basic protein antigen of low ragweed pollen. Can J Biochem 49, 395-400

Gronemeyer W, Fuchs E (1974) Allergosen. Dr K Thomae GmbH.

Gruber UF (1984) Nutzen und Gefahren der Volumenersatz-Therapie, in: Schock, Handbuch der inneren Medizin (Riecker G ed) S 258-362, Springer-Verlag, Berlin

de Haller R, Stump V, Scholer H, Nicolet J (1969) Farmer's lung. Diskussion diagnostischer Kriterien anhand einer Familienuntersuchung. Schweiz Med Wschr 99, 1754-1759

de Haller R (1981) Exogen-allergische Alveolitis aus der Sicht des Klinikers. Allergologie 4, 23-27

Hargreave FE, Pepys J (1972) Allergic respiratory reactions in bird fanciers provoked by allergen inhalation provocation tests. J Allergy Clin Immunol 50, 157-173

Hermodson MA, Ericsson LH, Neurath H, Walsh KH (1973) Determination of the amino acid sequence of porcine trypsin by sequenator analysis. Biochemistry 12, 3145-3153

Holtzman MJ, Aizana H, Nadel JA, Goetzl EJ (1983) Selective generation of Leukotriene B 4 by tracheal epithelial cells from dogs. Biochem Biophys Res Commun 114, 1071-1076

Hussain R, Norman P, Marsh DG (1981) Rapidly released allergens from short ragweed pollen. II. Identification and partial purification. J Allergy Clin Immunol 67, 217-222

Imbeau SA, Nichols D, Flaherty D, Valdivia E, Peters ME, Dickie H, Reed CH (1978) Allergic bronchopulmonary aspergillosis. J Allergy Clin Immunol 62, 243-255

Ishizaka T (1981) Analysis of triggering events in mast cells for immunoglobulin E mediated histamine release. J Allergy Clin Immunol 67, 90-96

Ishizaka K (1983) Isotype-specific regulation of the IgE response, in: Progress in Immunology (Yamamura Y, Tada T eds) pp 455-464, Academic Press Inc, Tokyo

Ishizaka T (1983) Triggering mechanisms of mast-cell activation for IgE-dependent mediator release, in: Progress in Immunology (Yamamura Y, Tada T eds) pp 503-512, Academic Press Inc, Tokyo

Kabat E (1960) Origins of antibody complementarity and specificity - hypervariable regions in the minigene hypothesis. J Immunol 125, 961-969

Kagen SL, Yunginger JW, Johnson R (1984) Lake fly allergy: incidence of chironomid sensitivity in an atopic population. J Allergy Clin Immunol 73, 187

Kaliner M (1984) Mast cell mediators and asthma, in: Progress in respiratory research (Herzog H, Perruchoud AP eds) pp 17–29, Karger, Basel

Karol MH, Ioset HH, Alarie YC (1978) Tolyl-specific IgE antibodies in workers with hypersensitivity to toluene diisocyanate. Am Ind Hyg Assoc J 39, 454–458

Karr RM, Kohler PF, Salvaggio JE (1978 a) Hypersensitivity pneumonitis and extrinsic asthma. Chest 74, 98–102

Karr RM, Davies RJ, Butcher BT, Lehrer SB, Wilson MR, Dharmarajan V, Salvaggio JE (1978 b) Occupational asthma. J Allergy Clin Immunol 61, 54–65

Katz DH (1978) Control of IgE antibody production by suppressor substances. J Allergy Clin Immunol 62, 44–55

Katz DH (1982) The immune system: an overview, in: Basic and Clinical Immunology (Stites DP et al, eds) Lange Medical Publications, Los Altos, pp 13–20

Katz DH (1984) Regulations of the IgE system: experimental and clinical aspects. Allergy 39, 81–106

Kay AB, Gad el Rab MO, Stewart J, Erwa HH (1978) Widespread IgE-mediated hypersensitivity in northern Sudan to the chironomid Cladotanytarsus lewisi („green nimitti"). Clin Exp Immunol 34, 106–110

Keyl HG (1962) Chromosomenevolution bei Chironomus. II. Chromosomenumbauten und phylogenetische Beziehungen der Arten. Chromosoma (Berlin) 13, 464–514

King TP, Norman PS, Connell JT (1967) Isolation and characterization of allergens from ragweed pollen. IV. Biochemistry 6, 1992–2000

King TP, Sobotka AK, Alagon A, Kochoumian L, Lichtenstein LM (1978) Protein allergens of white-facet hornet, yellow hornet and yellow jacket venoms. Biochem 17, 5165–5174

King TP (1979) Immunochemical properties of some atopic allergens. J Allergy Clin Immunol 64, 159–163

King TP (1984) Antigenic determinants of bee venom peptide mellitin. J Allergy Clin Immunol 73, 158

Klapper DG, Goodfriend L, Capra JD (1980) Aminoacid sequence of ragweed allergen Ra 3. Biochem 19, 5729–5734

Kleinschmidt T, v d Mark-Neuwirth H, Braunitzer G (1978) The primary structure of the monomeric hemoglobin (erythrocruorin) component CTT I of Chironomus thummi thummi (insecta, Diptera). Heterocycles 10, 251–256

Kluh I (1981) Amino acid sequence of hog pancreatic alpha-amylase isoenzyme. FEBS Letters 136, 231–234

Koenig G, Baur X, Bencze K, Fruhmann G (1981) Papain-Asthma: Untersuchungen zu Häufigkeit und Pathogenese. Prax Pneumol 35, 29–33

Koenig G, Baur X, Albrecht J, Fateh-Moghadam A, Rienmüller R, Fruhmann G (1985) Exogen allergische Alveolitis: Symptome und Befundkonstellation im Frühstadium. Prax Pneumol 39, 79–84

Korsmeyer SJ, Hieter PA, Ravetch JV, Poplack DG, Waldmann TA, Leder P (1981) Developmental hierarchy of immunoglobulin gene rearrangements in human leukemic pre-B-cells. Proc Natl Acad Sci USA 78, 7096–7100

Korsmeyer SJ, Wildman TA (1982) Immunoglobulins. II. Gene, organization and assembly, in: Basic and clinical immunology (Stites DP et al eds) Medical Publications, Los Altos, pp 43–51

Kroidl RF, Sennekamp J, Baur X, Amthor M (1985) Fruit growers alveolitis: seasonally confined allergic alveolitis caused by moulds in fruit cold storage houses. Int Symp on work-related lung disorders among farmers 12.–16.9. 85 Knopio, Finland

Kroidl RF, Sennekamp J, Baur X, Hain E, Duerkes U (im Druck) Interstitiell pneumonia through molds in fruit cold storage houses.

Kunkel G, Staud R-D, Rudolph R, Kersten R (1976) Die Rolle des Nervus vagus für die allergisch und nicht allergisch ausgelöste Atemwegsobstruktion und therapeutische Folgerungen. Prax Pneumol 30, 459–468. Georg Thieme Verlag, Stuttgart

Kurup VP, John KV, Ting EY, Somasundaram K, Resnick A, Marx JJ (1984) Immunochemical studies of a purified antigen from Micropolyspora faeni. Mol Immunol 21, 215–221

Lacey J (1974) Thermophilic actinomycetes associated with farmer's lung, in: Aspergillosis and farmer's lung (de Haller R, Suter F eds) H Huber, Bern, pp 17–23

Lapkoff C, Goodfriend L (1974) Isolation of a low molecular weight ragweed pollen allergen Ra 5. Int Arch Allergy Appl Immunol 46, 215–229

Laubenthal H, Peter K, Meßmer K (1982) Prophylaxe der Dextran-Anaphylaxie. Münch med Wschr 124, 951–953

Laufer H, Poluhowich J (1971) A factor controlling the concentration of hemoglobins of Chironomus during metamorphosis. Limnologica, Berlin 8, 125–126

Leder P (1982) The genetics of antibody diversity. Sci Am 102–116

Lewis DJ (1956) Chironomidae as a pest in the Northern Sudan. Acta Trop 13, 142–158

Lewis RA, Lee TH, Krilis S, Lee CW, Austern KF (1983) The biosynthesis, metabolism and receptor-mediated action of the leukotriene products from the 5-lipoxygenase pathway, in: Progr Immunol V (Yamamura Y, Tada T eds) Academic Press Inc, Tokyo, pp 513–525

Liss GM, Kuminsky JR, Gallagher JS, Melius J, Brooks SM, Bernstein IL (1984) Failure of enzyme encapsulation to prevent sensitization of workers in the dry bleach industry. J Allergy Clin Immunol 73, 348–355

Little DC, Dolovich J (1973) Respiratory disease in industry due to B subtilis enzyme preparations. CMA Journal 108, 1120–1125

Lundberg JM, Saria A, Brodin E, Rosell, Folkers K (1983) A substance P antagonist inhibits vagally induced increase in vascular permeability and bronchial smooth muscle contraction in the guinea pig. Proc Natl Acad Sci USA 80, 1120–1124

Marx JJ, Flatherty DK (1976) Activation of the complement sequence by extracts of bacteria and fungi associated with hypersensitivity pneumonitis. J Allergy Clin Immunol 57, 328–334

Matthys H (1982) Pneumologie. Springer-Verlag, Berlin

McCarthy DS, Pepys J (1973) Pulmonary aspergilloma – clinical immunology. Clin Allergy 3, 57–70

McConahey PJ, Dixon FJ (1966) A method of trace iodination of proteins for immunologic studies. Int Arch Allergy 29, 185–189

McFadden ER (1984) Pathogenesis of asthma. J Allergy Clin Immunol 73, 413–424

Mehra V, Brennan PJ, Convit J, Bloom BR (1984) Lymphocyte suppression in leprosy induced by unique M leprae glycolipid. Nature 308, 194–196

Meßmer K, Ljungstrom KG, Gruber U, Richter W, Heding H (1980) Prevention of dextran-induced anaphylactoid reactions by hapten inhibition. Lancet 1, 975

Metzger H, Kinet JP, Perez-Montfort R, Rivnay B, Wank SA (1983) A tetrameric model for the structure of the mast cell receptor with high affinity for IgE, in: Progress in Immunology (Yamamura Y, Tada T eds) Academic Press Inc, Tokyo, pp 493–501

Milne J, Brand S (1975) Occupational asthma after inhalation of dust of the proteolytic enzyme papain. British J Industr Med 32, 302–307

Molina C, Delage J, Cheminat J, Passemard N (1966) Die Farmerlunge. Münch Med Wschr 108, 1872–1879

Morgan B, Smyth J, Lister R, Pethybridge R (1973) Chest symptoms and farmer's lung: a community survey. Brit J Industr Med 30, 259–265

Nadel JA (1980) Autonomic regulation of airway smooth muscle, in: Physiology and pharmacology of the airways (Nadel JA ed) Marcel Dekker, New York, pp 217–257

Nagy L, Lee TH, Kay AB (1982) Neutrophil chemotactic activity in antigen-induced late asthmatic reactions. New Engl J Med 306, 497–501

Nerlich G (1967) Der Luftbedarf bei der Belüftungstrockung von Heu unter Berücksichtigung der Atmungswärme und der Nährstoffverluste, in: Arbeiten der Landwirtschaftlichen Hochschule Hohenheim. Verlag Eugen Ulmer, Stuttgart, Bd 38, pp 16–18

Nolte D (1984) Asthma. Urban & Schwarzenberg

Novey HS, Keenan WJ, Fairshter RD, Wells ID, Wilson AF, Culver BD (1980) Pulmonaly disease in workers exposed to papain: clinico-physiological and immunological studies. Clinical Allergy 10, 721–731

O'Brien IM, Newman-Taylor AJ, Burge PS, Harries MG, Fawcett IW, Pepys J (1979) Toluene diisocyanate-induced asthma. II. Inhalation challenge test and bronchial reactivity studies. Clin Allergy 9, 7–15

O'Byrne P, Walters E, Gold B et al (1983) Neutrophil depletion inhibits airway hyperresponsiveness induced by ozone. Physiologist, 26, A 35

Orehek J, Gayrard P, Smith AP, Grimaud C, Charpin J (1977) Airway response to carbachol in normal and asthmatic subjects. Ann Rev Resp Dis 115, 937–943

Osgood H (1945) Atopic sensitivity to caroid (papain). J Allergy 16, 245–250

Ottesen M, Svendsen I (1976) The subtilisins, in: Methods of enzymology (Lorand L Hrsg) Vol XIX, pp 199–215

Ouchterlony O (1962) Diffusion in-gel methods for immunologic analysis. II. Prog Allergy 6, 30–154

Parker CW (1984) Asthma and rhinitis, in: Clinical Immunology (Parker CW ed) WB Saunders Co, Philadelphia, pp 1372–1438

Patterson R, Greenberger PA, Radin RC, Roberts M (1982) Allergic bronchopulmonary aspergillosis: staging as an aid to management. Ann Int Med 96, 286–291

Paul WE (1984) The immune system: an introduction, in: Fundamental immunology (Paul WE ed) Raven Press, New York, pp 3–22

Pepys J, Hargreave FE, Longbottom JL, Faux J (1969) Allergic reactions of the lungs to enzymes of Bacillus subtilis. Lancet, 1181–1184

Pepys J, Wells ID, S'Souza MF, Greenberg M (1973) Clinical and immunological responses to enzymes of Bacillus subtilis in factory workers and consumers. Clinical Allergy 3, 143–160

Pepys J (1973) Immunopathology of the lung. Clin Allergy 3, 1–22

Peters JM (1975) Immediate and long range effects of exposure to TDI, in: Proceedings of the Symposium on Isocyanates. Indust Health Found, Pittsburgh, USA, 5–6

Pfletschinger J, Plagens H, Braunitzer G (1980) The primary structure of the monomeric hemoglobin (erythrocruorin) component CTT IV of Chironomus thummi thummi (insecta, Diptera). Z Naturforschg 35, 840–843

Pickering CAC, Moore WKS, Lacey J, Halford-Strevens VC, Pepys J (1976) Investigation of a respiratory disease associated with an air-conditioning system. Clin Allergy 6, 109–118

Prelicz H, Baur X (1984) Immunoblot – eine neue, sensitive Technik in der Allergie-Diagnostik. Allergologie 12, 453–456

Prelicz H, Baur X, Dewair M, Tichy H, Kay AB, Tee R, Cranston PS (1986) Persistence of hemoglobin antigenicity during metamorphosis of Chironomidae (Insecta, Diptera). Int Archs Allergy appl Immun 79, 72–76

Reed CE, Swanson MC, Lopez M, Ford AM, Major J, Witmer WB, Valdes TB (1983) Measurement of IgG antibody and airborne antigen to control an industrial outbreak of hypersensitivity pneumonitis. J Occup Med 25, 207–210

Richardson JB, Ferguson CC (1980) Morphology of the airways, in: Physiology and pharmacology of the airways (Nadel JA ed) pp 1–30

Ricketti AJ, Greenberger PA, Patterson R (1984) Serum IgE as an important aid in management of allergic bronchopulmonary aspergillosis. J Allergy Clin Immunol 74, 68–71

Ring J (1978) Anaphylaktoide Reaktionen nach Infusion natürlicher und künstlicher Kolloide. Springer-Verlag, Berlin

Ring J (1982) Angewandte Allergologie. Medizin Verlag, München

Roberts RC, Moore VL (1977) Immunopathogenesis of hypersensitivity pneumonitis. Ann Rev Respir Dis 116, 1075–1090

Roebber M, Hussein R, Klapper DG, Marsh DG (1983) Isolation and properties of a new short radweed, pollen allergen, Ra 6. J Immunol 131, 706–711

Rylander R, Haglind P, Lundholm M, Mattsby I, Stenqvis K (1978) Humidifier fever and endotoxin exposure. Clin Allergy 8, 511–516

Sachs DH (1984) The mayor histocompatibility complex, in: Fundamental immunology (Paul WE ed) Raven Press, New York, pp 303–346

Salvaggio JE, Karr RM (1979) Hypersensitivity pneumonitis – state of the art. Chest 75, 270–274

Schall A, Geiger HJ, Reiser HM (1980) Die Evolution der Gattung Chironomus aus biochemischgenetischer Sicht, in: Chironomidae (Murray DA ed) Pergamon Press, Oxford, pp 25–33

Schatz M, Patterson R, Fink J (1977) Immunopathogenesis of hypersensitivity pneumonitis. J Allergy Clin Immunol 60, 27–37

Schin KS, Poluhowich JJ, Gamo T, Laufer H (1974) Degradation of hemoglobin in Chironomus during metamorphosis. J Insect Physiol 20, 561–571

Scheel LD, Killens R, Josephson A (1964) Immunochemical aspects of toluene diisocyanate (TDI) toxicity. Am Ind Assoc J 25, 179–184

Schwartz RH (1984) The role of gene products of the major histocompatibility complex in T-cell activation and celllular interactions, in: Fundamental Immunology (Paul WE ed) Raven Press, New York, pp 279-438

Seidman JG, Max EE, Leder P (1979) A k-immunoglobulin gene is formed by site specific recombination without further somatic mutation. Nature 280, 370-373

Sennekamp HJ (1984) Exogen-allergische Alveolitis und bronchopulmonale Mykosen. G Thieme Verlag, Stuttgart

Shapira E, Arnon R (1968) Effect of immunization course on inhibitory capacity of anti-enzyme antibodies. Immunochem 5, 501-503

Shipolini RA, Callewaert L, Cottrell RC, Vernon CA (1974) The amino-acid sequence and carbohydrate content of phospholipase A_2 from bee venom. Europ J Biochem 48, 465-476

Sly MR (1982) Pathogenesis of asthma. Ann Allergy 49, 16-19

Steer W, Braunitzer G (1979) Die Sequenz eines dimeren Hämoglobins (erythrocruorin), Komponente CII IX von Chironomus thummi thummi (Insecta, Diptera). Naturforschg 34, 882-884

Steigemann W, Weber E (1979) Structure of erythrocruorin in different ligand states refined at 1.4 Å resolution. J Mol Biol 127, 309-338

Stevens EAM, Hibering C, Orie NGM (1970) Inhalation experiments with extracts of Aspergillus fumigatus on patients with allergic aspergillosis and aspergilloma. Thorax 25, 11-18

Stobo JD (1982) Cellular interactions in the expression and regulation of immunity, in: Basic and clinical Immunology (Stites DP et al eds) Lange Medical Publications, Los Altos, pp 89-96.

Tada T (1984) Help, suppression and specific factors, in: Fundamental Immunology (Paul WE ed) Raven Press, New York, pp 481-517

Takahashi N, Yahuda Y, Goto K, Miyake T, Murachi T (1973) Multiple molecular forms of stew bromelain. Isolation and characterization of two closely related components SB 1 and SB 2. J Biochem 74, 355-373

Tarlo SM, Shaikh W, Bell B, Cuff M, Davies GM, Dolovich H, Hargreave FE (1978) Papain-induced allergic reactions. Clinical Allergy 8, 207-215

Tee RD, Cromwell O, Longbottom TL, Cranston PS, Kay AB (1984) Partial characterisation of allergens associated with hypersensitivity to the „green nimitti" (Cladotanytarsus lewisi; Diptera: Chironomidae). Clin Allergy 14, 117-127

Tee RD, Cranston PS, Dewair M, Prelicz H, Baur X, Kay AB (1985) Evidence for hemoglobins as common allergenic determinants in IgE-mediated hypersensitivity to chironomids (non biting midges). Clin Allergy 15, 335-343

Toda H, Kondo K, Narita K (1982) The complete amino acid sequence of Taka-amylase A. Proc Japan Acad 58, ser B, 208-212

Tonegawa S, Maxam AM, Tizard R, Bernard O, Gilbert W (1978) Sequence of a mouse germ-line gene for a variable region of an immunoglobulin light chain. Proc Natl Acad Sci. USA 75, 1486-1489

Towbin H, Staehlin T, Gordon J (1979) Elektrophoretic transfer of proteins from polyacrylamide gels to nitrocellulose sheets: procedure and some applications. Proc Natl Acad Sci USA 76, 4350-4354

Tse CST, Pesce AJ (1979) Chemical characterisation of isocyanate-protein conjugates. Toxicol Appl Pharmacol 51, 39-46

Tsunge H, Natsuaki O, Ohashi K (1975) Purification, properties, and molecular features of glucose oxidase from Aspergillus niger. J Biochem 78, 835-843

Ulmer WT (1975) Pathophysiologische Grundlagen obstruktiver Atemwegserkrankungen. Dtsch med Wschr 100, 1575-1580

Ulmer WT, Reichel G, Nolte D (1976) Die Lungenfunktion. Physiologie und Pathophysiologie. Methodik. Thieme Verlag, Stuttgart

Underdown BJ, Goodfriend C (1969) Isolation and characterisation of an allergen from short ragweed pollen. Biochemistry 8, 980-983

Vogelmeier C (1984) Bestimmung antigenspezifischer IgG-Antikörper mit dem IgG-RAST. Dissertation. Ludwig-Maximilians-Universität München

de Weck A, Bütikofer E (1971) Pneumopathies interstitielles par immunoglobulines de type IgG: quelques aspects immunologiques et epidemiologiques en Suisse. Rev Fr Allergol 11, 165-172

Wegmann T (1982) Medizinische Mykologie - Ein praktischer Leitfaden, Editiones Roche, Basel, pp 53-87,

Weill H, Salvaggio J, Neilson A, Butcher B, Ziskind M (1975) Respiratory effects in toluene diisocyanate manufacture: A multidisciplinary approach. Environ Health Perspect 11, 101–108

Werdelin O (1982) Immune response genes. Allergy 37, 451–461

Werner M, Ruppert V (1974) Praktische Allergiediagnostik. Thieme-Verlag, Stuttgart

Westhof E, Altschuh D, Moras D, Bloomer AC, Mondragon A, Klug A, van Regenmortel MHV (1984) Correlation between segmental mobility and location of antigenic determinants of proteins. Nature 311, 123–126

Wettengel R (1979) Allergisches Asthma bronchiale. Prax Pneumol 33, 1021–1032

Widdicombe JG (1985) Innervation of the airways. Prog Resp Res 19, 8–16

Wiley DC, Wilson IA, Skehel JJ (1981) Structural identification of the antibody-binding sites of Hong Kong influenza haemagglutinin and their involvement in antigenic variation. Nature 289, 373–378

Wüthrich B (1985) Proteolytische Enzyme: Potente Allergene für Haut- und Respirationstrakt? Der Hautarzt 36, 123–125

Wüthrich B, Schwarz-Speck M (1970) Asthma bronchiale nach beruflicher Exposition mit proteolytischen Enzymen (Bacillus subtilis-Proteasen). Schweiz med Wschr 100, 1908–1914

Zetterström O (1978) Dual skin test reactions and serum antibodies to subtilisin and Aspergillus fumigatus extracts. Clinical Allergy 8, 77–91.

Sachverzeichnis